Christine Wolfrum

Weizengras

Die Kraft im grünen Saft

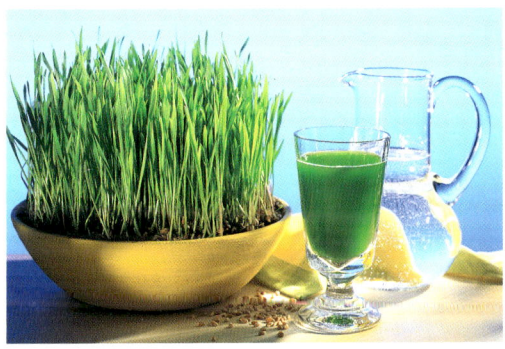

Das neue Living-Foods-Lifestyle Programm

- sich gut fühlen, jung aussehen
- abnehmen, entschlacken, entgiften
- Energie steigern
- heilen und vorbeugen

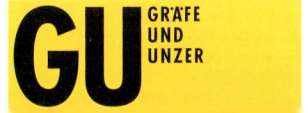

GU GRÄFE UND UNZER

Inhalt

PRAXIS

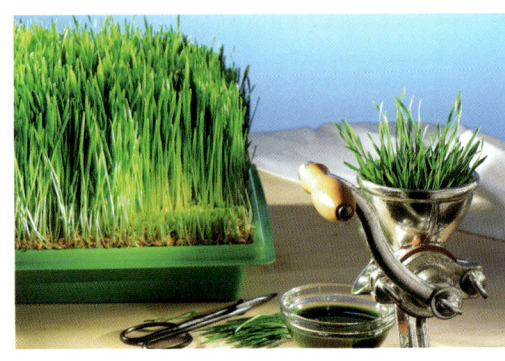

Wichtiger Hinweis

In diesem Ratgeber wird die äußerliche und innerliche Anwendung von Weizengrassaft dargestellt – zur Behandlung von Beschwerden, therapieunterstützend bei Krankheiten, zur Vorbeugung und zur Körperpflege. Ergänzend wird eine Ernährungsweise mit rohen und fermentierten Nahrungsmitteln sowie frischen Keimlingen vorgestellt, der Living-Foods-Lifestyle.

Jeder Leser ist aufgefordert, in eigener Verantwortung zu entscheiden, ob und inwieweit er Weizengras als Heil- und Pflegemittel einsetzt oder seine Ernährung auf den Living-Foods-Lifestyle umstellen will. Beachten Sie bitte die Warnhinweise im Text sowie die Ausführungen zu den Grenzen der Selbstbehandlung auf den Seiten 40 bis 42, und halten Sie sich genau an die Dosierungs- und Anwendungsvorschriften.

Die 7-Tage-Kur mit Weizengras dürfen nur gesunde Menschen in eigener Verantwortung durchführen.

Wenn Sie in ärztlicher Behandlung sind, informieren Sie bitte Ihren Arzt über Ihr Vorhaben, sich mit Weizengras selbst zu behandeln oder Ihre Ernährung umzustellen.

Ein Wort zuvor

Haben Sie schon mal von Weizengras gehört? Im Ann Wigmore Institut ist Weizengras eine der drei Säulen, die jeden, der zu uns kommt, dabei unterstützt, wieder fit, vital und gesund zu werden. Denn Weizengrassaft ist ein altbewährtes Naturheil- und Verjüngungsmittel, das die amerikanische Ärztin Ann Wigmore als Mittel gegen viele Beschwerden und Krankheiten neu entdeckt hat.

Wir bieten jedem die Möglichkeit, seine Selbstheilungskräfte optimal anzuregen. Deshalb spielt eine neue unkomplizierte Ernährungsweise, der Living-Foods-Lifestyle, in unserem Programm eine wichtige Rolle. Diese klare Lebensart entspricht neuesten ernährungswissenschaftlichen Erkenntnissen. Und nicht zuletzt werden der Körper, sein Geist und die Gefühle in Schwung gebracht. Jeder spürt das hier sofort, ist ausgeglichener und lockerer. Schon nach einer zweiwöchigen Kur mit Weizengrassaft kombiniert mit dem Living-Foods-Lifestyle zeigen auch die Bluttests, daß das Immunsystem deutlich gestärkt ist.

Christine Wolfrum kam zu uns, um selbst zu erleben was an diesem ganzheitlichen Konzept dran ist. Sie ließ sich auf das Ungewohnte ein und machte ihre eigenen Erfahrungen damit. Das gemeinsame Leben, Beobachten, Interviews und intensive Gespräche mit Mitarbeitern und Kursteilnehmern lieferten ihr ein breites Spektrum an zusätzlichen Erkenntnissen.

Dieses Buch hilft Ihnen, Weizengras und den Living-Foods-Lifestyle selbst zu Hause anzuwenden. Und entscheiden Sie nach ein paar Wochen, ob diese Lebensart zu Ihnen paßt. Denken Sie daran: Eine Heilung mit natürlichen Mitteln braucht Zeit und viel Sorgfalt. Aber Sie werden nach einigen Wochen des Durchhaltens erstaunt sein, was sich alles in Ihrem Körper zum Guten verändert hat, und wie einfach diese Methode in Ihren Alltag zu integrieren ist. Falls Sie sich diese Umstellung nicht sofort zutrauen, beginnen Sie allmählich oder machen Sie einen erholsamen Trip ins Ann Wigmore Institut (Adresse Seite 94), wo Sie ausführlich in die Methode eingeführt werden.

Peace, Joy and Wellness

Leola Brooks, Director, Ann Wigmore Institut, Puerto Rico
Lalita Claudia Salas, Assistant Director

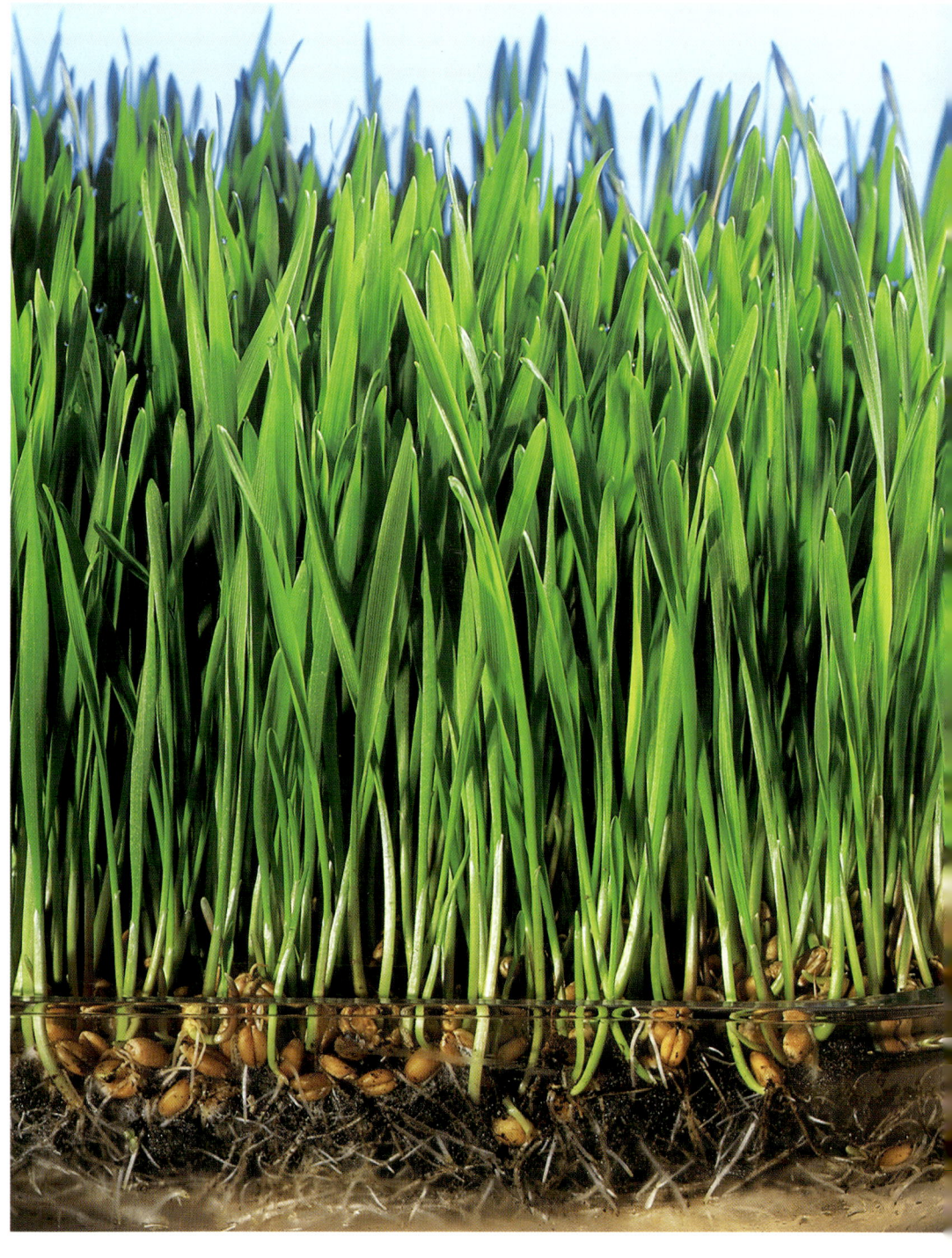

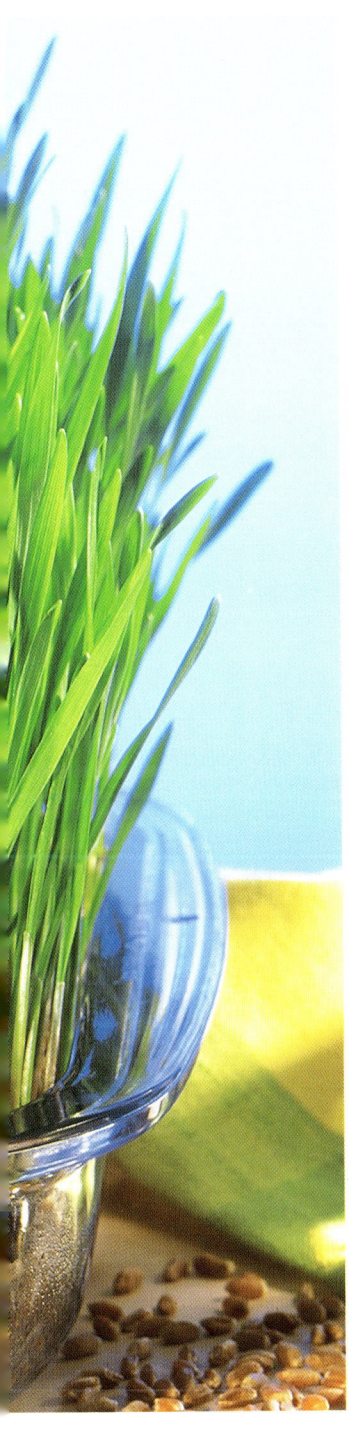

Frisch aus der Natur

»Eure Nahrungsmittel sollen eure Heilmittel sein« hatte schon Hippokrates als bedeutendster antiker Heiler und Gründungsvater der modernen Medizin gefordert. Viele, die selbst für ihre Gesundheit verantwortlich sein wollen, leben danach. Andere sind es langsam leid, gegen jedes Übel passende Pillen zu schlucken, die dann neue Beschwerden hervorrufen. Weizengras ist ein altbewährtes, ganz besonderes Nahrungs- und Heilmittel mit einer langen Geschichte. Seine vielen Inhaltsstoffe und ihre positiven Wirkungen sind auch wissenschaftlich erforscht. Substanzen, die die Gesundheit fördern und Krankheiten vorbeugen, finden sich aber auch in vielen anderen rohen und in fermentierten Nahrungsmitteln, in frischen Keimlingen und Sprossen – das Ernährungskonzept des Living-Foods-Lifestyle.

Die Geschichte des Weizengrases

Dem Weizengras auf der Spur

Der medizinische Gebrauch verschiedener Gräser ist Tausende von Jahren alt. Ob die Menschen die Wirkung der grünen Pflanzen von den Tieren abgeschaut haben, ist nicht überliefert. In der Wildnis ziehen sich kranke Tiere von ihren Artgenossen zurück, fressen **Die Heilkraft** nichts oder instinktiv nur bestimmte Gräser. Wenn Sie einen Hund **der Gräser** oder eine Katze haben, dann wissen Sie selbst, daß auch ihr Liebling hin und wieder Gras zupft. Auf die Weise bekommen fleischfressende Haustiere wichtige Nährstoffe, die im Fleisch fehlen. Vom stolzen König Nebukadnezar heißt es im Alten Testament: »er aß Gras wie Ochsen«. Erst dadurch soll der König seine körperliche und geistige Kraft zurückerhalten haben. Weizen und Weizengras galten schon immer als besonders kraftvolle Nahrung. Bei den Ägyptern waren Weizenkörner eine Grabbeigabe, die das Überleben im Jenseits sichern sollte. Archäologen stellten nach Ausgrabungen verblüfft fest, daß die in den Pyramiden gefundenen Weizenkörner noch nach einigen tausend Jahren keimfähig waren.

Überliefertes Wissen

Die Druiden, bei den Kelten die Bewahrer uralter Weisheiten, sollen bereits um das Geheimnis des Weizengrases gewußt haben. Und die Essener – eine jüdische Gemeinschaft, die vor 2000 Jahren am Toten Meer lebte – kannten ebenfalls die Kräfte des Grassaftes. **Ein altbewährtes** In China galt er als hervorragendes blutreinigendes und stärkendes **Heil- und** Mittel und wurde zur Frühjahrskur empfohlen. Auch die Indianer **Nahrungs-** Mittelamerikas verwendeten Weizengrassaft bei verschiedenen **mittel** Heilprozessen, zur Entzündungshemmung und Entgiftung.

Ein Mittel gegen alles?

Von den vielen Inhaltsstoffen des Weizengrases hat man sich zunächst besonders auf den grünen Blattfarbstoff, das Chlorophyll, konzentriert. Anfang des 20. Jahrhunderts verordneten es viele Ärzte gegen unterschiedliche Beschwerden – bei Geschwüren und Hauterkrankungen, als Schmerzkiller und für frischen Atem. Der **Wirkstoff** berühmte schweizerische Arzt Dr. Bircher-Benner sagte, daß Chlo-**Chlorophyll** rophyll das Herz stärkt, den Kreislauf positiv beeinflußt sowie den Verdauungsapparat, die Gebärmutter und die Lungen.

Interessant war es auch für die Hersteller von Tiernahrung, die für ihr Dosenfutter mehr Vitamine und Mineralstoffe brauchten. Ihre Experimente zeigten, daß eine geringe Menge an getrocknetem Weizengras in den Fleischdosen ausreichte, um Tiere gesund und fruchtbar zu erhalten.

Durch eine neue Generation von Medikamenten nach dem zweiten Weltkrieg – vor allem den Antibiotika – geriet das Wissen um die Heilkräfte des Weizengrassaftes beinahe völlig in Vergessenheit.

Ein neuer Lebensstil

Wiederentdeckt wurde das Weizengras von Ann Wigmore, einer experimentierfreudigen, hartnäckigen Ärztin. Sie ist die Begründerin des Living-Foods-Lifestyles, einem ganzheitlichen Lebenskonzept, und hat den Weizengrassaft in Amerika populär gemacht. Mit 50 Jahren litt Dr. Ann Wigmore (1909 bis 1994) an Darmkrebs. Die Ärzte gaben ihr nur noch sechs Monate zu leben. Da erinnerte sie **Ganzheit-** sich an ihre europäische Großmutter, die Heilerin in einem kleinen **liches** Dorf in Litauen war und die sie aufgezogen hatte. Ihre Großmutter **Konzept** hatte vor allem die Heilkraft der Gräser genutzt. Welche es aber genau waren, wußte Ann Wigmore nach so langer Zeit nicht mehr. Also experimentierte sie herum. Bald fand sie heraus, daß Weizengras die meisten Entgiftungs-, Nähr- und Aufbaustoffe von allen Gräsern der Welt besaß. Der grüne Saft aus diesem Gras wurde ein wichtiger Baustein in ihrem ganzheitlichen Programm.

Sie selbst war der beste Beweis ihrer neuen Lebensweise, denn sie wurde wieder völlig gesund und fühlte sich so vital wie nie zuvor. Sogar ihre üblichen Kopfschmerzen und ihre ständige Müdigkeit blieben mit der Zeit aus. Eine weitere positive Nebenwirkung ihres neuen Lebensstils, die sie besonders schätzte: nachts brauchte sie jetzt nie mehr als vier Stunden Schlaf.

Das Ann Wigmore Institut

Erfüllt von ihrem neuen Lebenskonzept gründete sie mit einem Kollegen das Hippocrates Health Institute in Boston, das später in Dr. Ann Wigmore Foundation umbenannt wurde. Dort lehrte sie ihre Erkenntnisse, sammelte wissenschaftliche Veröffentlichungen und schrieb zahlreiche Bücher. Sie war eine aktive Frau, reiste viel und gab Vorlesungen zum Thema Living-Foods-Lifestyle und Gesundheit. Ihre erfolgreiche Arbeit wurde mit zahlreichen internationalen Preisen ausgezeichnet. In Indien zum Beispiel half sie, mehrere Gesundheitszentren aufzubauen. Als sie 1989 in Puerto Rico das Ann Wigmore Institute for Research and Education gründete, war sie 79 Jahre alt und von ungebrochener Schaffenskraft.

Kuren in der Karibik Auf dieser karibischen Insel können heute Leute aus aller Welt ihren Lebensstil ändern, wieder gesund werden oder einfach nur Ihren Körper entgiften, Energie tanken und fit bleiben.
Ann Wigmore hoffte, hundert Jahre und älter zu werden. Das war ihr nicht vergönnt. Sie starb mit 84 Jahren an einer Rauchvergiftung, als ein Feuer in ihrem Bostoner Institut ausbrach.

Eine Idee zieht weite Kreise

In New York gehört es heute zum guten Ton, Weizengrassaft zu trinken und sogenannte »greens«, Salatgrün, selbst anzubauen oder im Naturkostladen zu kaufen. Nicht nur in Ohio empfehlen Ärzte Frauen mit Brustkrebs, sich diese neue Lebensart anzueignen. Mittlerweile bieten auch in Deutschland Saftbars und Naturkostläden frisch gepreßten Weizengrassaft an. Weil immer mehr Menschen diesen neuen Lebensstil kennenlernen wollen, wurde Anfang des Jahres 1998 in New Mexico ein neues Institut eröffnet.

Ein Trend von New York nach München und Hamburg

Für immer jung?

Wer träumt nicht von ewiger Jugend? Obwohl Wissenschaftler heute über einhundert chemische Elemente und tausende Faktoren kennen, die in der Ernährung und Gesundheit eine Rolle spielen, sind sie dem Traum von ewiger Jugend kaum näher als der spanische Konquistador Ponce de León, der sich vor 500 Jahren auf die Suche nach dem sagenhaften Jungbrunnen machte. Zwar ist die Lebenserwartung höher als früher, doch gab es noch nie so viele Zivilisationskrankheiten wie heute. Erst kürzlich schätzte der renommierte amerikanische Ernährungswissenschaftler T. Colin Campbell, daß 80 bis 90 Prozent der gesamten Herz- und Krebserkrankungen vermieden werden könnten, wenn sich die Menschen gesund ernähren würden. Stattdessen essen wir Fertiggerichte und nehmen zusätzlich Vitamin-Tabletten, Elixiere und Hormone ein, die Mängel ausgleichen und Beschwerden verhindern sollen. Doch die Präparate machen uns nicht fit, kurieren weder eine Grippe, noch verhelfen sie einer Glatze zu üppigem Haarwuchs. Im Gegenteil: synthetische Vitamin- und Mineralstoffe können in falscher Menge Verstopfung, Kopfschmerzen, Nieren- und Leberschäden verursachen. Schade um das hinausgeworfene Geld.

Krank durch falsche Ernährung

Ein neues Körpergefühl: strahlende Frische und Vitalität durch eine veränderte Lebensweise.

Die Gewohnheiten ändern

Wir haben es zum Teil in der Hand, ob wir gesund bleiben oder beispielsweise unter hohem Cholesterinspiegel, Blutarmut, Streß, Erschöpfung, Übergewicht und den Folgen leiden. Weizengrassaft kann zu einem Jungbrunnen werden, vorausgesetzt man schränkt alte Gewohnheiten ein, verändert den täglichen Speiseplan und ordnet den Alltag neu. Weizengrassaft verjüngt uns von innen heraus, reinigt das Blut, bringt Sauerstoff in die Zellen und verzögert dadurch den Alterungsprozeß. Äußere Zeichen bei regelmäßiger Anwendung sind eine wesentlich straffere Haut und das Fehlen grauer Haare.

Weizengrassaft als Verjüngungsmittel

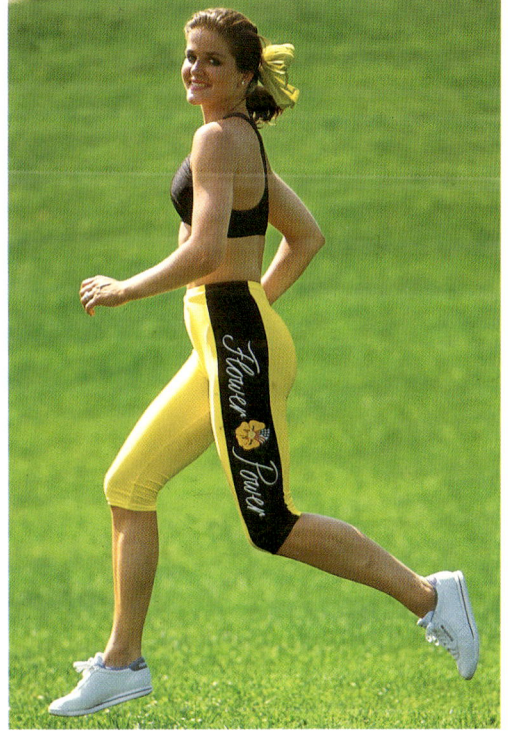

Supernahrung Weizengras

Die Wirkungen der Gräser sind inzwischen auch wissenschaftlich belegt. Vor allem amerikanische Forscher untersuchten die Inhaltsstoffe der über 4700 Grassorten. Und Weizengras, der Favorit, lief stets allen anderen den Rang ab. Der Chemiker und Forscher Dr. G. H. Earp-Thomas, ein enger Freund Ann Wigmores, isolierte über 100 verschiedene Substanzen, die in frischem Weizengras enthalten sind. Sein Fazit war, daß Weizengras fast alles enthält, was der Mensch zum Leben braucht. Seine Analyse zeigt, was in 100 g Weizengras – das entspricht etwa 80 Milliliter oder 1/2 Glas Saft – enthalten ist (Seite 13).

Über 100 Inhaltsstoffe

Vitaminkick mit Weizengras

Vitamine sind für den Stoffwechsel lebensnotwendige Substanzen, die der Mensch über die Nahrung zuführen muß. Ob Ihr Körper Vitamine und Mineralstoffe aus Lebensmitteln bekommt oder in Form von Tabletten, macht für Ihren Organismus einen großen Unterschied. In Nahrungsmitteln sind die Vitamine und Mineralstoffe kombiniert mit anderen Nährstoffen, die eine optimale Auswertung gewährleisten. Das ist bei synthetisch hergestellten Vitaminen und Mineralstoffen nicht der Fall. Im Weizengras sind alle 13 Vitamine enthalten. Schauen Sie selbst, was die wichtigsten Vitamine aus dem Saft alles können (Seite 14):

Der Saft enthält alle 13 Vitamine

Extratip

Das Besondere an Weizengrassaft ist, daß er sofort vom Körper aufgenommen wird. Verglichen mit dem ganzen Halm werden beim Pressen vor allem die Ballaststoffe abgetrennt, die anderen Substanzen finden sich nahezu vollständig auch im Saft. Die vielen Vitalstoffe im Weizengrassaft sind allerdings nur frisch gepreßt vorhanden. Lassen Sie den Saft daher nicht länger als 20 Minuten stehen, sonst verliert er durch Reaktion mit dem Luftsauerstoff viele wertvolle Substanzen.

Was in frischem Weizengras drinsteckt

(Nährstoffe enthalten in 100 g)

Eiweiß	22,8 g	Kohlenhydrate	37,1 g
Ballaststoffe	17,1 g	Kalorien	286,0

Vitamine

Provitamin A (Carotinoide)	50000 Internationale Einheiten, entspricht 14,3 mg	Vitamin B12	0,3 mg
		Vitamin C (Ascorbinsäure)	314,0 mg
Vitamin B1 (Thiamin)	2,9 mg	Vitamin D	28,6 mg
		Vitamin E	31,4 mg
Vitamin B2 (Riboflavin)	20,3 mg	Vitamin H (Biotin)	1,1 mg
Vitamin B3 (Niacin)	75,1 mg	Vitamin K	80,0 mg
		Folsäure	10,9 mg
Vitamin B6	12,9 mg	Pantothensäure	24,0 mg

Mineralstoffe und Spurenelemente

Eisen	57,0 mg	Mangan	10,0 mg
Jod	2,0 mg	Natrium	29,0 mg
Kalium	3200,0 mg	Phosphor	514,0 mg
Kalzium	514,0 mg	Schwefel	200,0 mg
Kobalt	50,0 mg	Selen	1,0 mg
Kupfer	57,0 mg	Zink	5,0 mg
Magnesium	103,0 mg	75 weitere Mineralstoffe und Spurenelemente	

Aminosäuren

Alanin	1,4 g	Lysin	0,8 g
Arginin	1,1 g	Methionin	0,4 g
Asparaginsäure	2,2 g	Phenylalanin	1,1 g
Cystein	0,2 g	Prolin	0,9 g
Glutaminsäure	2,4 g	Threonin	1,1 g
Glycin	1,2 g	Tryptophan	0,1 g
Histidin	0,5 g	Tyrosin	0,5 g
Isoleucin	0,9 g	Valin	1,3 g
Leucin	1,6 g		

Freie Radikale und Antioxidantien

Freie Radikale sind aggressive Sauerstoff-Moleküle, die beim Stoffwechsel gebildet werden, aber auch von außen angreifen (zum Beispiel durch UV-Strahlung, Luftverschmutzung, Radioaktivität). Sie können das Erbgut der Zellen verändern und tragen letztlich zum Altern des Organismus bei. Die körpereigenen Abwehrmechanismen können durch sogenannte Antioxidantien aus der Nahrung unterstützt werden: Stoffe wie Vitamin C, Provitamin A und Vitamin E und das Spurenelement Selen können freien Sauerstoff an sich binden und wirken so als Fänger von freien Radikalen.

Vitamin C – der Viren- und Bakterienkiller

Wichtig für die Immun-abwehr

Weizengrassaft enthält mehr Vitamin C als Zitrus- und andere Früchte oder beispielsweise Tomaten oder Kartoffeln. Wie schnell unser Organismus auf Viren und Bakterien reagieren kann, ist unmittelbar von der im Moment verfügbaren Menge dieses Vitamins abhängig. Vitamin C hilft beim Aufbau von Bindegewebe und Knochen, es hält die Haut, die Zähne, das Zahnfleisch, die Augen, Muskeln und Gelenke gesund. Es ist ein wichtiges Antioxidans (siehe Kasten). Zusätzlich hemmt dieser Alleskönner die Bildung krebserregender Stoffe im Magen und unterstützt die Leber bei der Entgiftung.

Vitamin A bildet schöne, gelbliche Kristalle.

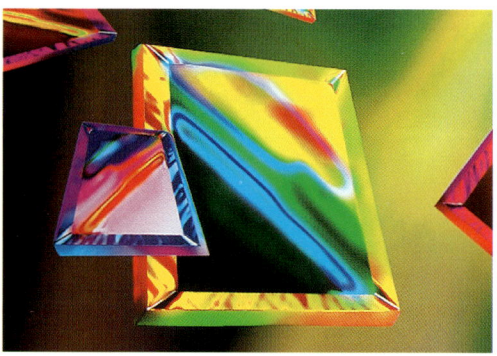

Anti-Krebs-Provitamin A (Carotinoide)

Die Menge an Provitamin A des Weizengrassaftes entspricht etwa der von dunklen grünen Salaten. Der grüne Saft enthält aber deutlich mehr als Eissalat. Ohne Carotinoide könnten die Immunzellen unseres Körpers eindringende Viren und Bakterien nicht vernichten. Sie sind auch für Wachstum und Knochenaufbau notwendig, stärken die Augen und die Fruchtbarkeit.

Zahlreiche Wissenschaftler sehen in den als Antioxidans wirkenden Carotinoiden ein Anti-Krebs-Vitamin.

Vitamin B – der Streßkiller

Ohne Eiweißbausteine kann kein Organ unseres Körpers arbeiten. Vitamin B6 beispielsweise ist am Auf-, Um- und Abbau dieser Eiweißbausteine beteiligt. Die B-Vitamine sind Nervennahrung, sie helfen beim Aufbau des Gehirns und sind lebensnotwendig für die Nebennierendrüsen. Sie sind die Anti-Streß- und Konzentrations-Vitamine.

Für Gehirn und Nervensystem

Vitamin E – der Radikalenfänger

Vitamin E schützt Herz, Haut und Gewebe. Es ist das wirksamste Antioxidans und Fruchtbarkeits-Vitamin. Ohne Vitamin E können die roten Blutkörperchen nicht genug Sauerstoff in die Zellen bringen, der lebensnotwendig für alle Abläufe im Körper ist. Ein weiteres Plus: Das

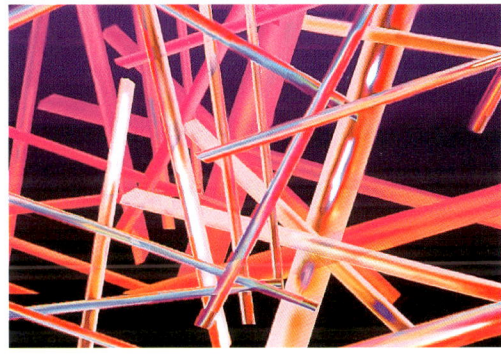

im Weizengras enthaltene Vitamin E kann schneller vom Körper aufgenommen werden als synthetisch hergestelltes.

Gute Quellen für Vitamin E sind Weizengras oder Weizenkeimöl.

Mineralstoffe – Vielfalt im Grashalm

Im Weizengras steckt die geballte Kraft sämtlicher wichtigen Mineralstoffe und Spurenelemente. Diese Substanzen spielen eine bedeutende Rolle im Stoffwechsel, sie helfen den Enzymen beim Abbau von Giftstoffen und beim Aufbau des Blutes. Normalerweise ist unser Blut leicht basisch und hat einen pH-Wert von 7,3 bis 7,43. Während des Stoffwechsels werden ständig Säuren produziert.

Größere Mengen Säure entstehen vor allem nach dem Verzehr von Zucker, Fertigprodukten, Fleisch, Wurst, Kaffee und Alkohol. Der Körper versucht, mit Hilfe sogenannter Puffersysteme das Gleichgewicht zwischen Säuren und Basen wiederherzustellen. Auch Mineralstoffe helfen beim Neutralisieren und verhindern so auf natürliche Weise die Entstehung von Krankheiten. Weizengras gleicht wegen seiner vielen basischen Mineralstoffe – wie Magnesium, Kalium und Kalzium – und der Fülle an Chlorophyll Säuren aus und baut das Blut rasch wieder auf.

Kalzium und Eisen – zwei wichtige Bausteine

Kalzium ist wichtig für den Knochenaufbau. Der Mineralstoff kann aber nur dann vom Körper aufgenommen werden, wenn in der Nahrung genügend andere Mineralstoffe, insbesondere Phosphor, vorhanden sind. Das ist beim Weizengras der Fall.

Nötig zum Aufbau von Knochen und Blut Eisen braucht der Körper zur Bildung des roten Blutfarbstoffs (Hämoglobin), der für den Sauerstofftransport im Blut sorgt. Vor allem Frauen werden leicht anämisch (blutarm), weil ihnen durch die Menstruation immer wieder Eisen verlorengeht. Synthetisches Eisen, zum Beispiel in Form von Tabletten, führt aber leicht zu Verstopfungen. Als Saft genossen enthält Weizengras mehr als zehnmal soviel Eisen wie Spinat oder andere grüne Gemüse. Anders als Spinat besitzt Weizengras jedoch kaum Oxalsäure, die Kalzium bindet und für den Körper wertlos macht.

Der Kalium-Faktor – Jungbrunnen für die Zellen

Aktive Zellen sind gesunde Zellen Manche Ernährungswissenschaftler nennen es das Mineral der Jugendlichkeit. Kalium beeinflußt die Herztätigkeit und ist an der Erregungsleitung bei Nerven und Muskeln beteiligt. Zudem sorgt Kalium dafür, daß die Enzyme im Muskelgewebe den angebotenen Sauerstoff besser nutzen können. Sauerstoff kurbelt sämtliche Zellaktivitäten an, die Muskeln werden kräftiger und die Haut fester.

Kalium und Natrium – ein Balanceakt

Kalium hat einen Gegenspieler, das Natrium. Beide Mineralstoffe sind notwendig, um den osmotischen Druck – die Spannung –

Wichtig für den Wasser- haushalt des Körpers
zwischen den Flüssigkeiten innerhalb und außerhalb der Zellen aufrechtzuerhalten. Überwiegt jedoch einer der beiden, gerät die Balance ins Wanken. So gut wie immer liegt es am Natrium, denn wir essen viel zu viel Salz (Natriumchlorid). Bei einem Ungleich- gewicht leiden die biologischen Abläufe im Körper: Unfähig etwas aufzunehmen oder Abfall effektiv abzugeben, sammeln sich Gift- stoffe innerhalb und außerhalb der Zellen. Die Symptome: Müdig- keit, geringe Immunabwehr und schließlich Krankheit.

Eiweiß tanken mit Weizengras

Weizengras enthält alle lebensnotwendigen Aminosäuren, die Grundbausteine der Eiweiße (Übersicht Seite 13). Diese essentiellen Aminosäuren müssen mit der Nahrung zugeführt werden, da sie unser Körper nicht selbst bilden kann. Aminosäuren könnten mit den Rohmaterialien verglichen werden, die man für den Bau eines Hauses braucht, während die Enzyme die Handwerker sind, die das Gebäude – unseren Körper – tatsächlich aufbauen. Beide Stoffe sind verantwortlich für die Erneuerung der Zellen und eine breite Palet- te anderer Funktionen, angefangen bei der Bildung von Hormonen bis zum Aufbau der Muskeln, des Blutes und der Organe. Fehlt nur eine einzige Aminosäure, kann das zu Allergien, schlechter Verdau- ung, Infektanfälligkeit, Schwäche und zu frühzeitigem Altern führen. Wenigstens ein paar der Eiweißbausteine und ihre Funktio- nen sollen erwähnt werden:

Die lebensnotwendigen Aminosäuren

● Lysin machte erst kürzlich als potentieller Anti-Alters-Faktor von sich reden. Das Wachstum und die Zirkulation des Blutes werden durch diese wichtige Aminosäure begünstigt. Ohne sie wird unser Immunsystem geschwächt und wir sind ständig müde.
● Isoleucin benötigen vor allem Kinder für das Wachstum. Ein Mangel hat eine Verzögerung der geistigen Entwicklung zur Folge, da diese Aminosäure die Produktion von anderen Eiweißstoffen beeinflußt.
● Leucin ist eine Aminosäure, die uns wach und aufmerksam hält.

Acht Amino- säuren müssen wir durch die Nahrung aufnehmen

● Tryptophan baut rote Blutkörperchen auf und ist für gesunde Haut und Haare verantwortlich. Zusammen mit dem Vitamin-B-Komplex wirkt diese Aminosäure nervenberuhigend und verdauungsfördernd.

Wichtig für Stoffwechsel und Hormonhaushalt

● Phenylalanin hilft den Schilddrüsen bei der Herstellung von Hormonen. Die Schilddrüsen-Hormone wirken zum Beispiel ausgleichend auf die Emotionen.

● Threonin sorgt für eine sanfte Verdauung und kurbelt den gesamten Stoffwechsel an.

● Unentbehrlich ist auch Valin: es aktiviert das Gehirn, wirkt bei der Koordination der Muskeln mit und beruhigt die Nerven.

● Die letzte der acht essentiellen Aminosäuren ist Methionin. Es unterstützt die Reinigung und Regeneration der Nieren- und Leberzellen.

● Einige weitere Aminosäuren im Weizengras sind die blutbildende Alaninsäure, ferner Arginin – wichtig für Männer, da Samenflüssigkeit viel von dieser Säure enthält –, Glycinsäure, die beim Umwandeln von Sauerstoff in Energie mitarbeitet, und Tyrosin, das unter anderem die Zellalterung verhindert.

Chlorophyll – heilendes Grün

Frischer Weizengrassaft besteht – wie wir heute wissen – zu etwa 70 % aus Blattgrün. Die Frage: »Was macht das Gras grün?« hat die Menschen schon lange beschäftigt. Vor ungefähr hundert Jahren isolierten Chemiker das grüne Pigment und nannten es Chlorophyll. Weil Pflanzenfresser aus Gräsern Blut bilden konnten, nahmen Wissenschaftler an, daß Chlorophyll und der rote Blutfarbstoff, das Hämoglobin, in ihrem Aufbau ähnlich sein müssen. Tatsächlich stellten Dr. Hans Fischer, der dafür 1930 den Nobelpreis bekam, und sein Team fest, daß eine enge Verwandtschaft besteht. Der Hauptunterschied: Der Kern des Chlorophyllmoleküls enthält Magnesium, während es beim Hämoglobin Eisen ist.

Zehn Jahre später, 1940, veröffentlichte der Pathologe Dr. Benjamine Gurskin zusammen mit den Hals-, Nasen- und Ohrenspezialisten Dr. Redpath und Davis in der Ärztezeitschrift »Journal of Surgery« einen Beitrag über Chlorophyll als wirkungsvolles und wich-

Chemisch eng verwandt: Chlorophyll und der rote Blutfarbstoff

tiges Medikament. Die Mediziner hatten
etwa 1200 Patienten mit Chlorophyll behandelt. Die Beschwerden reichten von
Hilfreich bei Haut- und Zahnfleischproblemen bis zu
vielen Be- schweren Infektionen und inneren Ge-
schwerden schwüren. Ihr Fazit: Chlorophyll wirkt entgiftend, antibakteriell und wundheilend. Es
gab keinen einzigen Fall, bei dem es nicht
zu einer Heilung oder Verbesserung kam.
Seit damals haben zahlreiche andere Wissenschaftler mit dem grünen Saft experi-
mentiert. Darmgeschwüre beispielsweise wur-
den erfolgreich mit Einläufen behandelt, die
fünf Stunden oder länger im Körper blieben.
Auch Hautausschlag und äußerliche Entzündungen konnten wirksam kuriert
werden.

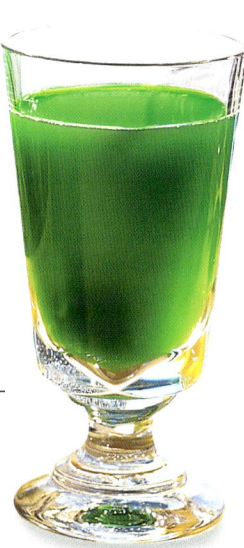

**Der grüne
Blattfarbstoff
ist der
Haupt-
inhaltsstoff
von Weizen-
grassaft.**

Ein Heilmittel wird wiederentdeckt

Aber trotz der großen Erfolge mit Chlorophyll paßte das magische
Grün nicht in den Klinikalltag. Es war schwierig, mit dem rohem
Chlorophyll zu arbeiten und noch viel schwieriger, es aufzubewah-
Nur frisch ren. Schon nach kurzer Zeit verlor es durch Licht und Luft seine
wirksam biochemische Aktivität und grüne Farbe. Zwar versuchten einige
pharmazeutische Firmen, das Chlorophyll zu synthetisieren, doch
waren die Ergebnisse nie befriedigend. Heute ist das synthetische
Grün noch als Lebensmittelfarbe, Deodorant und Mittel gegen
schlechten Atem im Handel.
Langsam jedoch rückt Chlorophyll, vor allem das des Weizengrases, wieder ins Blickfeld der Mediziner. Seine Wirkung ist so beein-
druckend, daß seit den 70er Jahren immer mehr Ärzte und Wissenschaftler – vor allem in Amerika und Japan – dieses starke Heilmittel ihren Patienten anbieten. Bei uns ist es noch ein Geheimtip.
Krebskranke Frauen zum Beispiel verwenden es ergänzend zur ärzt-
lichen Behandlung, das heilende Grün unterstützt die Entgiftung
des Körpers und das Gesundwerden.

Enzyme – das Geheimnis der Jugend

Enzyme sind in der Zelle gebildete, größere Eiweißmoleküle, die als Biokatalysatoren sämtliche Abläufe im Körper steuern. Zu ihren Aufgaben gehört es, die Zellen mit den notwendigen Substanzen zu versorgen, giftige Stoffe abzutransportieren oder abzubauen und Nährstoffe aus den Organen bereitzustellen, zum Beispiel Glykogen aus der Leber. Im Jahr 1930 kannte man 80 Enzyme, 1962 waren es schon 850 und heute sind es über 2000. Und noch immer sind nicht alle Enzyme bekannt, die in unserem Körper wirken.

Versorgung der Zellen, Abtransport und Abbau von Giften

Es gibt drei Gruppen von Enzymen: Die Stoffwechsel-Enzyme sind bei sämtlichen Vorgängen in unseren Organen und Zellen aktiv, reparieren kleine Mängel und bekämpfen Krankheiten. Die Verdauungs-Enzyme verarbeiten die Nahrung im Körper und die Nahrungs-Enzyme nehmen wir aus rohen Lebensmitteln zu uns. Unsere Gesundheit hängt davon ab, daß die Stoffwechsel-Enzyme ihre Arbeit richtig machen und die Verdauungs-Enzyme die Eiweiße, Fette und Kohlenhydrate aus den Lebensmitteln gut verarbeiten.

Drei verschiedene Enzymgruppen

Enzyme in der Nahrung

Normalerweise sollte der Mensch möglichst viele Enzyme mit der Nahrung aufnehmen. Das erleichtert dem Körper die Verdauungsarbeit. Hitze zerstört jedoch sämtliche Nahrungs-Enzyme. Ißt man vorwiegend Gegartes, ist der Körper gezwungen, seine eigenen Enzyme zu aktivieren, die sich mit der Zeit erschöpfen. Gleichzeitig werden wichtige Enzyme von anderen notwendigen Körperprozessen abgezogen. Wenn der Organismus nicht ausreichend über Enzyme verfügt, geraten die Abläufe in den Zellen ins Stocken. Das hat frühzeitiges Altern und schließlich Krankheit zur Folge.

Die Vorteile der Rohkost

Diesen Beschwerden können Sie vorbeugen, wenn Sie viel rohes Obst und Gemüse, gekeimtes Getreide und Nüsse essen. Und dazu Weizengrassaft und fermentierten Weizensaft, Rejuvelac (Seite 68), trinken, die Hunderte von Enzymen, einschließlich sämtlicher Verdauungs-Enzyme enthalten. Außerdem stecken im Weizengrassaft die wichtigen Enzyme Cytochrom-Oxidase, Peroxidase und Katalase, die in hoher Konzentration in den roten und weißen Blutkörperchen zu finden sind, sowie viel Superoxid-Dismutase, die die Zellalterung verlangsamt.

Der Living-Foods-Lifestyle

Living-Foods-Lifestyle – was ist das?

Ann Wigmores Konzept der Selbstheilung fußt auf drei Säulen: dem Weizengras, dem Living-Foods-Lifestyle und Übungen (Seite 83), die den Körper entspannen, die Stoffwechselabläufe ankurbeln, den gesamten Menschen körperlich, seelisch und geistig stärken. Die Wirkungen des Weizengrases kennen Sie nun. Doch was versteckt sich hinter dem Begriff »Living-Foods-Lifestyle«?

Zunächst einmal ist es eine einfache Art, sich zu ernähren: Lebensmittel aus kontrolliert biologischem Anbau werden mit ihren natürlichen Inhaltsstoffen verzehrt, also roh. Sie werden sich jetzt fragen, wie Sie Brokkoli oder Bohnen roh essen sollen, ohne sich vor Bauchweh zu krümmen, Blähungen und Verdauungsprobleme zu haben. Der Trick liegt vor allem darin, die Nahrungsmittel zu fermentieren oder mit Rejuvelac, dem Saft vergorener Weizensprossen, zuzubereiten. Eine weitere Komponente im Living-Foods-Lifestyle sind frische Keimlinge und Sprossen.

Durch Fermentieren leicht verdaulich

Bei unseren Vorfahren war es üblich, Nahrungsmittel durch milchsaure Gärung haltbar zu machen. Wir kennen diese Methode fast nur noch bei der Herstellung von Sauerkraut und Joghurt. Bei der Gärung oder Fermentation werden die Kohlenhydrate, Eiweiße und Fette schon im Lebensmittel von Milchsäurebakterien in ihre Grundbausteine wie Einfachzucker, Amino- und Fettsäuren umgewandelt. Im Living-Foods-Lifestyle werden viele Gemüse und Früchte in vergorenem Zustand gegessen (Seite 69). Das Besondere an dieser Ernährung: Fermentierte Nahrungsmittel machen es durch ihre vielen Enzyme und die Milchsäurebakterien den Körperzellen leicht, sämtliche gesundheitsfördernden Wirkstoffe rasch aufzunehmen. Der Körper braucht dafür nicht erst seine eigenen

Enzyme mühevoll zu aktivieren. Das ist dann wichtig, wenn der Körper bereits angeschlagen ist. Die hochaktiven Enzyme in milchsaurer Nahrung helfen dem Organismus sich zu regenerieren. Milchsäurebakterien schützen aber nicht nur den, der sie ißt, sondern auch das Lebensmittel selbst vor dem Verderben. Die Milchsäurebakterien scheiden nämlich Milchsäure aus, die das Wachstum schädlicher Bakterien unterdrückt.

Der besondere Dreh – Rejuvelac

Einer der wichtigsten Bestandteile im Living-Foods-Lifestyle ist der Rejuvelac. Der Name setzt sich aus *rejuve*nate = sich verjüngen und *lac*tobacillus = Milchsäurebakterien zusammen, also ein milchsaures Getränk für die Verjüngung der Zellen. Rejuvelac ist der Saft von vergorenen Weizensprossen, der über den Tag verteilt getrunken und mit frischen Nahrungsmitteln gemixt wird. Wie Sie Rejuvelac selbst herstellen können, erfahren Sie auf Seite 68.

Fermentierter Saft aus Weizensprossen

Milchsaure Lebensmittel schützen und verjüngen

Die starke Wirkung vergorener Nahrungsmittel, die Dr. Wigmore noch nicht wissenschaftlich genau erklären konnte, wurde inzwischen in zahlreichen klinischen Studien und Tierversuchen belegt:
● Milchsaure Nahrung senkt den Cholesterinspiegel.
● Milchsäurebakterien fördern eine gesunde Darmflora und Verdauung und wirken Darmentzündungen und Durchfall entgegen. Unerwünschte Bakterien wie Salmonellen oder der Escherichia coli können sich im Darm nicht behaupten, wenn genügend Milchsäurebakterien vorhanden sind. In der Scheidenflora verhindern Milchsäurebakterien, daß sich der Candidapilz ausbreitet.
● Milchsäurebakterien kurbeln die Immunabwehr und dadurch auch die Tumorabwehr an. Im Darm können sie entartete Substanzen binden und Enzyme hemmen, die an der Krebsentstehung beteiligt sind. Menschen mit geringen Mengen an Milchsäurebakterien im Darm und Stuhl sind eher gefährdet, an Dickdarmkrebs zu erkranken. Zudem produzieren sie offenbar Stoffe, die der Entstehung von Brustkrebs entgegenwirken. Fermentierte Lebensmittel erhöhen die Konzentration von Immunglobulinen im Blut und dadurch die Zahl der natürlichen Killerzellen.

Für eine gesunde Darmflora

Milchsäurebakterien gegen Krebs

Keimlinge und Salatgrün

Neben rohen und fermentierten Nahrungsmitteln gehören zum Living-Foods-Lifestyle gekeimte Samen, Nüsse, Getreide und Hülsenfrüchte. Keimlinge und Salatgrün sind wertvolle Rohkost, die uns leistungsfähig macht. Und genau das wollen wir heute mehr denn je sein, im Beruf und in unserer aktiven Freizeit. In der Küche von Ann Wigmore werden gekeimte Nahrungsmittel häufig mit milchsaurem Rejuvelac (Seite 68) püriert – so zerkleinert erhält auch der kranke Körper schnell Aufbaustoffe. Das Selbstziehen der Sprossen ist einfach (Seite 64): Die Samenkörner brauchen nur Wasser, Licht und Luft – in ihrem Innern ist alles enthalten, was eine Pflanze zum Wachsen braucht.

Frische Sprossen schmecken als Müsli, Salat, Suppe, Soße oder Aufstrich.

Gehaltvolle Sprossen

Beim Keimen werden die in den Körnern gebundenen Vitalstoffe aktiviert und vermehrt, Hemmstoffe, die die Aufnahme der Nährstoffe erschweren, dagegen abgebaut. Zum Beispiel Hafer: Allein durch Keimen steigt der Vitamin B2 Gehalt im Korn um 1300 Prozent, Pantothensäure um 200, Vitamin B6 um 500 und die Folsäure um 600 Prozent. Auch die anderen Vitamine und Mineralstoffe vermehren sich durch Wasser und Licht. Eiweiß, Stärke und Fett werden durch das Keimen in einfachere, leicht verdaulichere Substanzen abgebaut. Wissenschaftler haben in den Sprossen außerdem viele verschiedene Gruppen bioaktiver Substanzen entdeckt, die unter anderem das Krebsrisiko senken können (Seite 24). Auch die Phytinsäure ist in besonders hoher Konzentration in Hülsenfrüchten und Ölsaaten sowie in den Randschichten von Getreide enthalten. Früher wurde diese Säure immer als schädlich eingestuft. In den letzten Jahren mehren sich die Hinweise, daß Phytinsäure den Blutzuckerspiegel positiv beeinflußt und auf die Verhütung von Krebs hinwirkt.

Beim Keimen verändern sich die Inhaltsstoffe

Wenn Sie einen Keimling bis zu acht Tage wachsen lassen, haben Sie zartes Salatgrün. Dann können Sie zusätzlich die Heilkraft des Chlorophylls aus der jungen Pflanze nutzen. Im Winter ist das besonders praktisch!

Essen als Medizin?

Obst, Gemüse und Vollkorn-Ernährung sind gesund und schützen uns mit ihren Vitaminen, Mineralstoffen und Spurenelementen zum Beispiel vor Herz- und Kreislauf-Erkrankungen. Das ist nichts Neues. Eine neue Erkenntnis ist aber, daß für die Gesundheit noch eine ganze Reihe weiterer Stoffe in den pflanzlichen Lebensmitteln wichtig sind, die sogenannten bioaktiven Substanzen (Übersicht Seite 26).

Stoffe, die dem Körper Gutes tun

Einige davon, wie die Ballaststoffe und die Substanzen in fermentierten Lebensmitteln, etwa in Sauerkraut und Joghurt, sind schon länger bekannt. Anders steht es mit den sekundären Pflanzenstoffen. Diese Phytochemikalien, die von der Pflanze als Farb-, Duft- oder Geschmacksstoff gebildet werden, wirken wie sanfte Arzneien, kontinuierlich und ohne unerwünschte Nebenwirkungen. Bekannt sind die antibiotische Wirkung des Knoblauchs und Meerrettichs und die entzündungshemmende der Zwiebel.

Bei einer gesunden Mischkost essen wir täglich 5000 bis 10 000 dieser Substanzen, die trotz der riesigen Menge nur ein verschwindend geringes Gewicht von 1,5 Gramm der Gesamtnahrung haben. Gemüse und Obst sollten jedoch frisch und roh verspeist werden, damit die bioaktiven Substanzen voll wirken können. Denn wie die Ernährungswissenschaftler Dr. Bernhard Watzl und Prof. Claus Leitzmann betonen: »Das deutlichste Ergebnis zeigte frisches, unerhitztes Gemüse«. Damit Obst, Gemüse, Getreide und Hülsenfrüchte mit der gesunden Schale gegessen werden können, sollten sie aus organischem Anbau sein.

Besonders gesund ist frisches, rohes Gemüse

Weißkohl und Tomaten als Krebskiller?

Können demnach die bioaktiven Substanzen im unscheinbaren Weißkohl Krebs-Erkrankungen verhindern? Neueste Studien weisen zumindest darauf hin, daß Kohlgemüse den Östrogen-Stoffwechsel positiv beeinflussen kann und dadurch eine schützende Funktion bei Brustkrebs und Gebärmutterkrebs haben könnte. Auch sollen die Pflanzenstoffe des Kohls vor Dickdarmkrebs bewahren. Brokkoli, Kohl und Tomaten, in größeren Mengen verzehrt, standen bei einer anderen Studie in engem Zusammenhang mit einer niedrigen Lungenkrebsrate.

Polyphenole, Saponine, Carotinoide und Phytoöstrogene sind nur einige der Phytochemikalien, die am Krebsschutz beteiligt sind. Polyphenole gehören zum Beispiel wie das Vitamin E und das Spurenelement Selen zu den Antioxidantien in der Nahrung, die den Körper vor aggressiven Sauerstoffverbindungen schützen.

Gemüse-Pillen – eine Alternative?

Bisher ist es den Forschern nicht gelungen, die Wirkung der einzelnen Pflanzenstoffe exakt zu bestimmen, denn die bioaktiven Substanzen arbeiten wie die Mineralstoffe und Vitamine im Körper miteinander, beeinflussen sich gegenseitig und verstärken dadurch positive Effekte. Trotzdem sind in Amerika schon Gemüse-Pillen auf dem Markt. Bei ihrer Analyse kam heraus, daß die Pille nur eine einzige bioaktive Substanz enthielt – in einer 100fach schwächeren Konzentration als in einer richtigen Portion Brokkoli enthalten ist.

Brokkoli enthält viele bioaktive Substanzen und ist reich an Vitamin C.

Die Ernährung umstellen Wenn also Wissenschaftler den Einfluß der Ernährung auf alle Krebsarten auf bis zu 60 Prozent schätzen, ist das ein wichtiger Grund, die eigenen Eßgewohnheiten einmal gründlich unter die Lupe zu nehmen. Immerhin essen wir heute mehr Gemüse als früher. Spitzenreiter in Europa bleiben trotzdem die Griechen mit 230 Kilogramm pro Kopf und Jahr. Das ist dreimal soviel wie bei uns. Die pflanzenreiche Kost ist möglicherweise mit ein Grund dafür, daß die Griechen eine relativ geringe Krebsrate haben.

Pflanzenstoffe schützen

Nicht nur gegen die bei uns zweithäufigste Todesursache Krebs kann die Phytochemie etwas ausrichten, sondern auch gegen viele andere Beschwerden. Bioaktive Substanzen regulieren einen erhöhten Cholesterinspiegel und zu hohen Blutdruck. Damit das funktioniert, sollte tierisches Eiweiß und Fett, also Fleisch, Wurst sowie Butter, reduziert oder ganz vom Speiseplan gestrichen werden. Denn nur eine pflanzenreiche Nahrung versorgt unseren Körper ständig mit Miniportionen der pharmakologisch wirksamen Pflanzenstoffe, hält ihn fit und widerstandsfähig.

Weniger Fleisch und tierische Fette essen

Bioaktive Substanzen in Lebensmitteln

Pflanzenstoff	Wirkung	Lebensmittel
Carotinoide	Krebsschutz stärken die Abwehr antioxidativ	Gemüse Obst
Saponine	Krebsschutz antimikrobiell stärken die Abwehr cholesterinsenkend	Hülsenfrüchte Sojabohnen Kichererbsen Getreide Knoblauch Zwiebeln
Glucosinolate	Krebsschutz antimikrobiell cholesterinsenkend	Kohlarten Meerrettich Senf
Polyphenole	Krebsschutz antimikrobiell antioxidativ antithrombotisch stärken die Abwehr entzündungshemmend regulieren Blutdruck und Blutzucker	Gemüse Obst Grüner Tee
Protease-Inhibitoren	Krebsschutz regulieren den Blutzucker antioxidativ	Hülsenfrüchte Kichererbsen Sojabohnen-produkte Tomaten Getreide Leinsamen

Pflanzenstoff	Wirkung	Lebensmittel
Phyto-östrogene	Krebsschutz antioxidativ	Getreide Leinsamen Hülsenfrüchte
Sulfide	Krebsschutz antimikrobiell antioxidativ antithrombotisch stärken die Abwehr entzündungshemmend regulieren Blutdruck cholesterinsenkend verdauungsfördernd	Knoblauch Lauch Zwiebeln Brokkoli Grünkohl
Ballaststoffe	Krebsschutz cholesterinsenkend verdauungsfördernd	Getreide Hülsenfrüchte Gemüse Obst
Substanzen in fermentierten Lebensmitteln	Krebsschutz antimikrobiell abwehrsteigernd verdauungsfördernd	Sauerkraut vergorenes Gemüsekraut Nußjoghurt

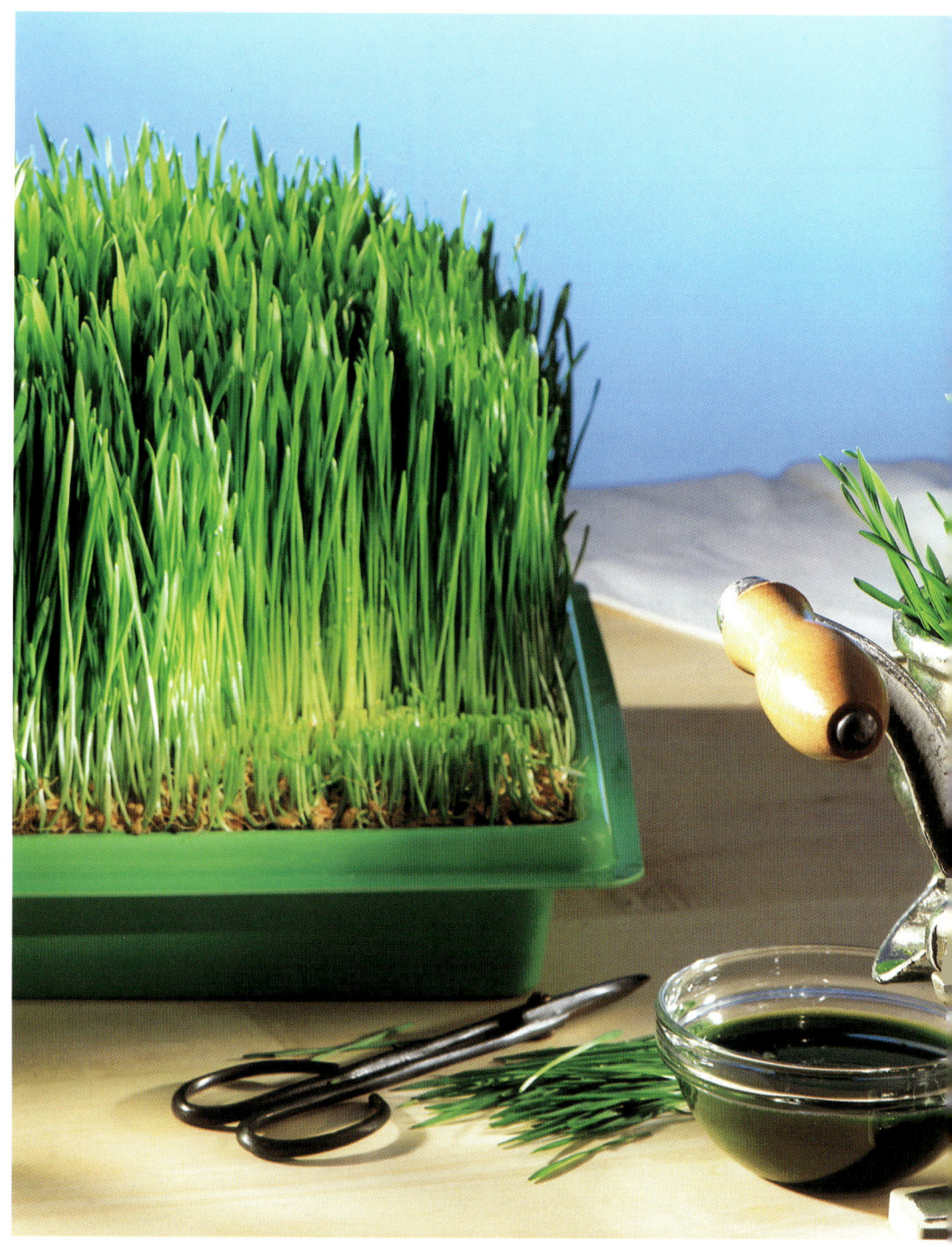

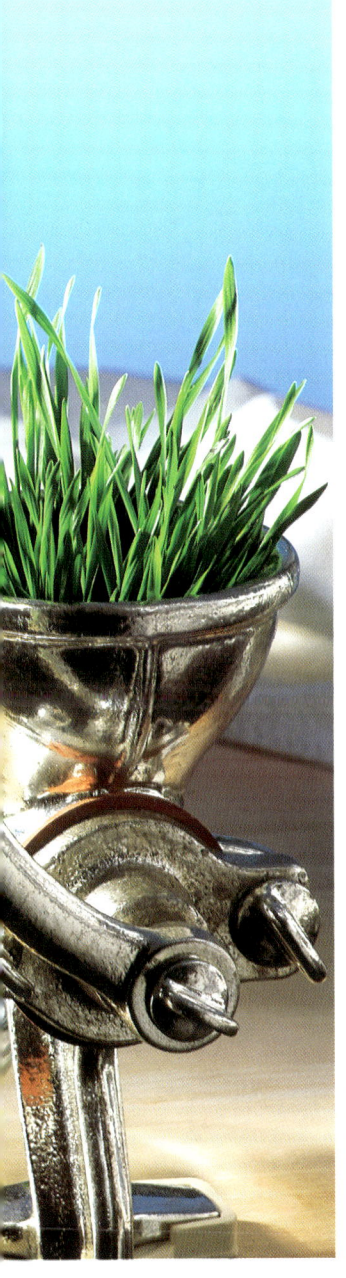

Wirksam vorbeugen und heilen

Weizengras ist ein wirksames Heil- und Stärkungsmittel und beugt vielen Krankheiten vor. Dazu braucht es keinen Garten, denn Weizengras wird in Töpfen angebaut. Daraus gewinnen Sie den frischgepreßten Saft, der alle Wirkstoffe enthält und Sie fit für den Alltag macht.

Im folgenden Kapitel finden Sie beschrieben, wie Sie den grünen Saft bei alltäglichen Beschwerden und häufigen Krankheiten einsetzen können. Damit der Weizengrassaft richtig wirken kann, ist es oft sinnvoll, gleichzeitig die Ernährung umzustellen. Mit dem Living-Foods-Lifestyle können Sie den Heilprozeß unterstützen. Aber auch für die Schönheit kann durch Weizengrassaft viel getan werden. Dazu finden Sie praktische Tips am Schluß des Kapitels.

Weizengras selbst anbauen

Wesentlich billiger als Säfte oder Präparate zu kaufen, ist es, wenn Sie das Gras selbst ziehen. Das ist einfach und macht Spaß. Eine Beerenpresse ist die einzige etwas teurere Anschaffung. Allerdings brauchen Sie etwas Geduld: vom Keimen der Weizenkörner bis zur Ernte des Grases dauert es durchschnittlich 14 Tage.

Die Anzucht dauert zwei Wochen

Präparate und Darreichungsformen

In Großstädten wie München und Hamburg bekommen Sie Weizengras als gepreßten Saft oder als frisches Gras an Naturkostständen auf den großen Lebensmittelmärkten. Reformhäuser und Naturkostläden bieten auch Instant Weizengraspulver an. 200 g kosten dort um die 100 Mark. Das ist teuer. Außerdem ist Pulver bedeutend wirkungsarmer als frischer Saft.

Die Anwendungen in diesem Buch beziehen sich auf frisch gepreßten Saft von selbstgezogenem Weizengras. Wenn Sie einmal keine Zeit oder Lust zum Selbstherstellen haben oder unterwegs sind, können Sie aber auch auf fertiges Pulver oder Kapseln zurückgreifen (Bezugsadressen Seite 94).

Das brauchen Sie

Bevor Sie mit dem Anpflanzen beginnen, überlegen Sie, wo Sie Ihre Tabletts, Schalen oder Blumentöpfe am besten hinstellen können. Sie brauchen auch Raum für Erde oder Kompost.

Der richtige Platz

Am schönsten ist es, Weizengras in einem Wintergarten anzupflanzen. Doch auch in einer kleinen Wohnung ist genügend Platz. Wichtig ist, daß das Gras genug Licht bekommt, aber keine pralle Sonne (also West- oder Ostfenster). Damit alles gut gedeiht, muß die Temperatur zwischen 20 und 25 °C liegen. Falls Sie keinen Garten haben und Sie keine Erde nach Hause schleppen möchten, können Sie es sich einfacher machen. Es gibt zwar keine richtige Alternative zu Weizengras aus biologischer Erde, aber eine akzeptable Notlösung sind Sprossengärten. Das sind Plastikschalen, in denen ohne Erde Weizengras und andere Sprossen gezogen werden können; in Naturkostläden (Bezugsadressen Seite 94).

Im Winter ist Wärme wichtig

Geeignete Erde

● Wenn Sie einen eigenen Garten haben, verwenden Sie am besten selbstangesetzten Kompost. In der warmen Jahreszeit können Sie das Gras auch direkt in den Boden pflanzen.

● Sie können auch auf Wochenmärkten Biobauern nach guter biologischer Erde fragen. Diese Erde ist ebenfalls ausgezeichnet, weil sie lebendig und kompostreich ist.

● Besonders gut ist dunkler, lockerer Waldhumus. Doch der ist schwer zu bekommen.

● Auf keinen Fall sollten Sie Blumenerde kaufen. Sie ist meist sterilisiert, überdüngt und dadurch tote Erde, ganz gleich, ob Sie vom Blumenladen um die Ecke oder aus dem Supermarkt stammt.

Kompost, biologische Erde oder Humus

Welcher Weizen?

● Kaufen Sie Hartweizen für Ihr Weizengras. Achten Sie darauf, daß er aus biologisch-dynamischem Anbau kommt und weder gegen Schädlinge noch Pilzbefall gespritzt worden ist. Die im Handel angebotenen »Qualitätssamen« sollten Sie keinesfalls benutzen. Sie sind chemisch behandelt.

Trocken gelagert keimen Weizenkörner noch nach Jahren.

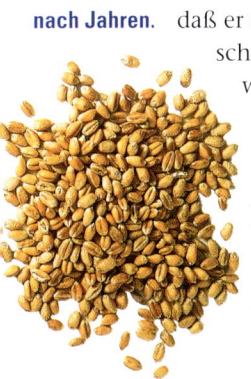

● Vielleicht müssen Sie auch erst ein wenig ausprobieren, bis Sie den passenden, stark keimenden Hartweizen gefunden haben. Denn manchmal eignet sich der zum Kochen bestimmte Weizen nicht zum Aufziehen von Weizengras, weil die Körner schon verletzt sind, gespalten oder gerissen. Haben Sie besonders rasch keimenden Weizen gefunden, dann sollten Sie sich gleich mit einer größeren Menge davon eindecken (Bezugsadressen Seite 94).

Welche Pflanzgefäße?

In Reformhäusern und über Versandgeschäfte können Sie teure Schalen aus Terrakotta kaufen. Allerdings ist das nicht nötig. Ann Wigmore holte sich aus Restaurants und Kantinen ausgediente Tabletts, die etwa drei Zentimeter tief waren. Alte Blumentöpfe, Blumenkästen oder rechteckige Plastikkästen wie es sie häufig in Gärtnereien gibt, sind genauso gut.

Blumentöpfe, flache Schalen oder Tabletts

● Besorgen Sie sich gleich mehrere Gefäße. Sie können sie übereinanderstapeln oder zeitversetzt Weizengras anbauen.

● Schreiben Sie stets auf Ihre Töpfe und Tabletts das genaue Datum des Pflanzens. Dann können Sie nicht durcheinandergeraten.

So wird's gemacht

Die Menge der benötigten Weizenkörner hängt natürlich von der Größe Ihres Gefäßes ab, in dem Sie anpflanzen wollen. In der Regel reichen etwa 200 g trockene Körner für ein normales Tablett oder drei mittelgroße Blumentöpfe.

Den Weizen keimen

Die Vorbereitung

● Bevor Sie den Hartweizen einpflanzen, müssen die Körner keimen (Anleitung siehe Seite 64). Weizenkörner werden etwa 8 bis 10 Stunden eingeweicht, am besten lassen Sie das Glas über Nacht stehen.

Zum Sprießen brauchen die eingeweichten Körner 3 bis 4 Tage.

● Wenn die Sprosse halb so lang wie das Weizenkorn ist, kann es in die Erde gesetzt werden. Meist ist die erste Keimspitze nach etwa 2 Tagen zu sehen, nach 3 bis 4 Tagen ist der Keimling groß genug.

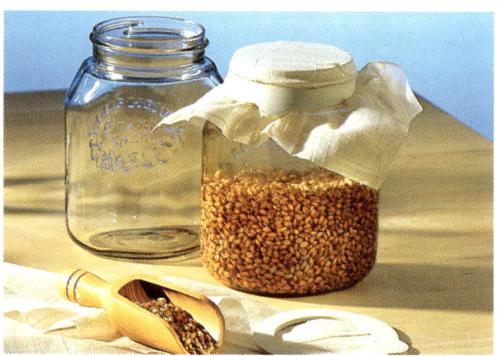

Den Weizen pflanzen

● Füllen Sie biologische Erde etwa 3 cm hoch ein, bei Blumenkästen oder Töpfen auch etwas höher. Bei Tabletts lassen Sie auf allen Seiten einen Rand von etwa 2 cm. Dann kann sich dort später überflüssiges Wasser

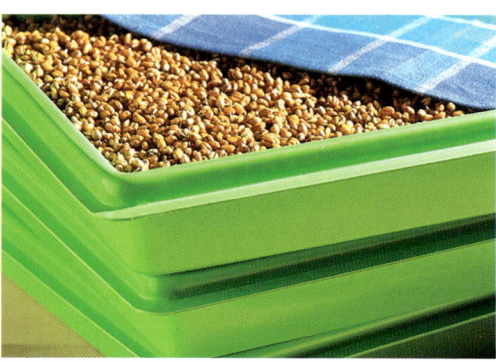

sammeln und abgegossen werden. Kästen und Töpfe sollten auf der Unterseite Löcher haben, damit überschüssiges Wasser abfließen kann.

● Wässern Sie die Erde. Verteilen Sie die nochmals gewaschenen Weizenkörner locker darauf. Nicht die Körner in den Humus hineindrücken. Idealerweise sollten sich die Weizenkörner berühren, aber nicht übereinanderliegen. Achten Sie darauf, daß auch am Rand viele Körner sind. Beim Sprossengarten streuen Sie die gekeimten Körner in eine Schale.

Legen Sie die frischen Sprossen dicht nebeneinander auf die angefeuchtete Erde.

● Sprenkeln Sie nochmals etwas Wasser darüber. Das ganze sollte feucht, aber nicht naß sein.

● Nehmen Sie das nächste Gefäß und gehen Sie genauso vor.

● Damit der Weizen feucht, warm und vor Licht geschützt ist – so wie es draußen unter einer dünnen Schicht Erde wäre –, müssen Sie die Weizenkörner abdecken. Bei Blumentöpfen oder einem Sprossengarten verwenden Sie dafür ein feuchtes Handtuch. Bei Tabletts können Sie mehrere übereinander stellen und das letzte mit einem abschließenden Tablett abdecken. Wollen Sie nur ein Tablett Weizengras ansetzen, dann decken Sie es mit einem anderen zu.

● Stellen Sie alles für etwa drei Tage zur Seite. Dann nehmen Sie die Abdeckung fort. Das Weizengras wird 2 bis 3 cm hoch sein, sehr fest mit weißer oder gelblich-weißer Farbe.

Die ersten Tage sollte der Weizen im Dunkeln wachsen.

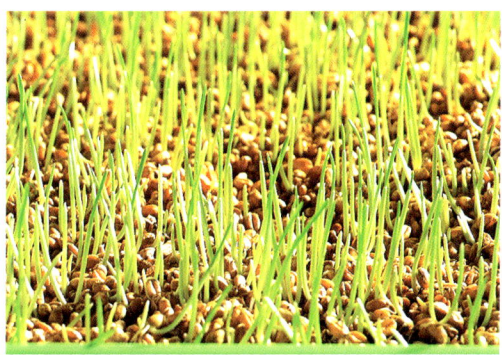

● Stellen Sie nun die Gefäße an einen Ort, an dem ausreichend Licht, aber keine direkte Sonne einfällt (am besten ist also ein Ost- oder Westfenster, kein Südfenster).

● Jetzt braucht das Gras wieder Feuchtigkeit. Wollen Sie besonders nährstoffreiches Gras, mischen Sie einen Teelöffel Kelp in Pulverform ins Wasser. Kelp ist eine Alge (Bezugsadressen Seite 94). Wenn Sie die Tabletts bis in die Ecken gepflanzt haben, können Sie die Erde an den kurzen Gräsern packen und Wasser darunter gießen. So wächst das Gras viel schöner. Wird von oben gegossen, drückt es der Strahl hinunter und macht es schlapp. Blumentöpfe gießen Sie vorsichtig von der Seite.

● Wässern Sie Ihr Weizengras täglich oder jeden zweiten Tag. Die Erde sollte feucht, jedoch nicht naß sein.

Wenn das Gras einige Zentimeter hoch ist, stellen Sie es ans Licht.

Alle ein bis zwei Tage wässern

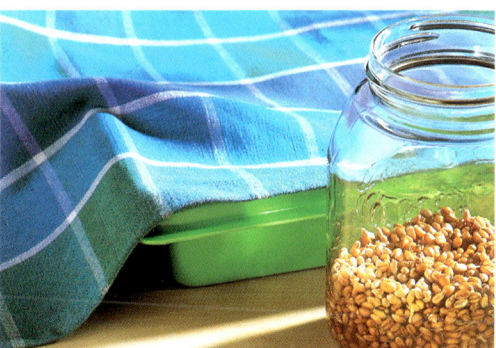

Die Ernte

Der beste Zeitpunkt zum Ernten

● Nach sieben bis neun Tagen können Sie Ihr Weizengras ernten. Es ist etwa 10 bis 12 Zentimeter hoch.

● Schneiden Sie das Gras so nah wie möglich an der Erde, denn zahlreiche Nährstoffe sind vor allem im unteren Teil des Grases enthalten.

● Nach dem ersten Schnitt können Sie das Gras weitere drei bis vier Tage lang wachsen lassen und nochmals ernten. Falls Sie Weizengras jedoch aus gesundheitlichen Gründen anbauen, sollten Sie wegen der starken heilenden Wirkung nur den Erstschitt verwenden.

● Haben Sie einmal zuviel Gras geerntet, können Sie es ungewaschen in einem Plastikbeutel für ein paar Stunden im Kühlschrank aufbewahren. Besser: Nur die Menge abschneiden, die Sie tatsächlich trinken.

Was kann beim Pflanzen schiefgehen?

● Sie haben das Tablett oder das Tuch nach drei Tagen gelüftet und entdecken grünlich-blauen Schimmel anstatt Weizengras. Vielleicht hatten Sie schlechtes Saatgut, oder Sie haben die Körner zu lange eingeweicht und sozusagen ertränkt.

Ein weiterer möglicher Grund: Sie haben zu stark gewässert. Nehmen Sie neue Körner und weniger Wasser.

● In seltenen Fällen – wenn das Weizengras an einem besonders feuchtwarmen Ort steht, etwa in der Küche – kann die Erde etwas schimmeln. Suchen Sie einen besseren Standplatz. Ernten Sie später das Gras etwas oberhalb der Erde.

● Das Gras wächst nicht und die Erde trocknet aus. In diesem Fall haben Sie sicher zu viel direkte Sonne. Suchen Sie ein schattigeres, aber dennoch lichtes Plätzchen für die Aufzucht. Ausgetrocknete Erde sollten Sie nicht mit Wasser überfluten oder ins Wasser stellen, das schockt die Pflanzen. Achten Sie darauf, vorsichtig von unten (bei Tabletts) oder von der Seite zu gießen (bei Schalen oder Blumentöpfen). Die Erde sollte langsam durchfeuchten.

Wichtig: vorsichtig gießen

● Die Grasspitzen sind gelb. Dann fehlt den Gräsern der notwendige Nährstoff. Werfen Sie die Lage weg, und machen Sie einen neuen Versuch mit anderer Erde (keine Blumenerde verwenden!) und mischen Sie 1 bis 2 Teelöffel Kelp darunter (Bezugsadressen Seite 94).

So bereiten Sie den Saft

● Zum Auspressen des Grases brauchen Sie eine Beerenpresse. Ein Gerät mit Handkurbel kostet im Fachhandel zwischen 70 und 90 Mark (Bezugsadressen Seite 94). Mit dieser Presse können Sie im Sommer auch frische Fruchtsäfte zubereiten.

● Schneiden Sie mit einer Schere oder einem scharfen Messer etwas Gras ab, und spülen Sie es kurz unter fließendem Wasser. 100 Gramm Weizengras, das ist etwa eine große Hand voll, ergeben 80 bis 90 Milliliter (ml) oder ein halbes Glas Weizengrassaft.

● Geben Sie das Gras mit den Spitzen nach unten in Ihre Gras- oder Beerenpresse. Nehmen Sie nie einen küchenüblichen Mixer, die schnelldrehenden Messer lassen das wertvolle Chlorophyll oxidieren. Oxidiertes Chlorophyll hat aber keine Heilwirkung mehr.

Nur frisch gepreßt enthält der Saft alle wichtigen Heil- und Nährstoffe.

● Nehmen Sie die Pulpe, das ist das gepreßte Gras, und lassen Sie sie noch einmal durch die Presse laufen. So können Sie sicher sein, daß Sie so gut wie alle Nährstoffe des Grases herausgeholt haben.

Wie trinkt man Weizengrassaft?

● Beginnen Sie zunächst mit einer Menge, die in ein Schnapsglas paßt (etwa 2 cl), oder nehmen Sie den Saft anfangs eßlöffelweise ein. Als Heilmittel trinken Sie nach einer Eingewöhnungszeit 30 bis 90 ml Saft über den Tag verteilt.

● Lassen Sie Ihren Saft niemals länger als 20 Minuten stehen, denn er oxidiert rasch und verliert dabei seine wichtigen Heilstoffe und damit seine Wirkung.

● Trinken Sie Weizengrassaft immer auf nüchternen oder fast leeren Magen, sonst wird Ihnen möglicherweise übel.

● Lassen Sie dem Körper etwas Zeit, den Saft richtig aufzunehmen. Trinken Sie also in Ruhe, vielleicht legen Sie sich danach einige Minuten hin.

Die Menge langsam steigern

In Ruhe trinken

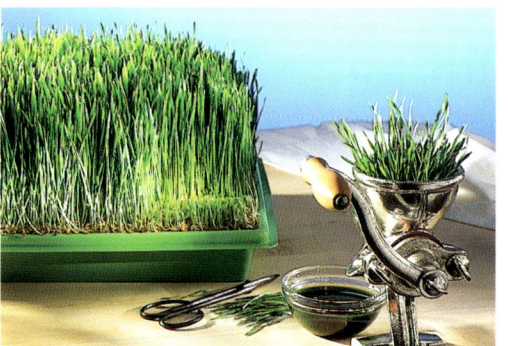

Bitte beachten Sie

Weizengrassaft hat eine durchschlagende entgiftende Wirkung. Geschieht die Entgiftung zu rasch, kann das Schwindel und Übelkeit verursachen. Grundsätzlich zeigt aber Übelkeit an, daß Ihr Körper positiv auf den Saft reagiert. Machen Sie hin und wieder einen Tag Pause. Das läßt dem Körper Zeit, sich an die Veränderungen, die passieren, zu gewöhnen. Und um so effektiver wirkt der Saft am Tag darauf.

● Danach sollten Sie etwa eine halbe Stunde lang nichts essen. So lange braucht der Weizengrassaft bis er vom Körper völlig aufgenommen worden ist. Das gilt auch, wenn Sie mehrmals am Tag eine Portion trinken.

Eine erfrischende Mischung: Apfel- und Weizengrassaft.

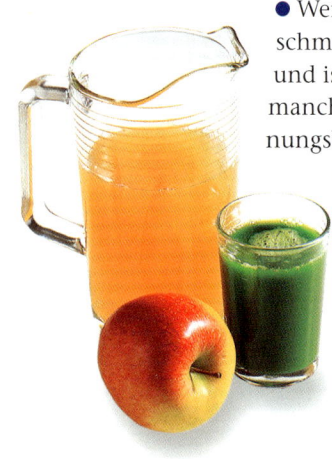

Der Geschmack des Saftes

● Weizengrassaft schmeckt leicht süßlich und ist am Anfang für manche etwas gewöhnungsbedürftig.

● Falls Ihnen der Geschmack gar nicht zusagt, mischen Sie den Saft mit frisch gepreßtem Apfelsaft. Das schmeckt herrlich erfri-

schend. Doch auch jeder andere Gemüse- oder Obstsaft ist erlaubt. Mit einer Ausnahme: Trinken Sie nie Weizengrassaft und Saft von Zitrusfrüchten zusammen!

● Wird Ihnen jedoch nach ein paar Tagen Weizengraskur nach dem Trinken plötzlich schlecht, sollten Sie die Trinkmenge reduzieren oder für ein bis zwei Tage aussetzen.

● Lassen Sie sich nicht zu rasch entmutigen, wenn Ihnen der Saft nicht schmeckt. Lalita Claudia Salas, stellvertretende Direktorin des Ann Wigmore Instituts in Puerto Rico, brauchte mehrere Jahre, bis sie sich an eine Menge von 100 ml täglich gewöhnt hatte.

Hinweise für Krebspatienten

Vor allem Krebspatienten, die nach einer Chemotherapie eine Weizengraskur (Seite 90) machen, sollten genau auf ihren Körper achten. Wenn Sie nach dem Trinken unter Brechreiz leiden, reduzieren Sie Ihre tägliche Menge oder lassen Sie den Saft zwei Tage ganz weg. Seien Sie sanft zu Ihrem Körper, machen Sie Yoga- und Atemübungen (Seite 83) und essen Sie viel Energy-Suppe (Seite 78). Auch sie entgiftet, aber viel behut-

Bewegungsübungen und gesunde Ernährung

Spezielle Anwendungen mit Weizengrassaft

Fühlen Sie sich zu schwach oder krank, um Weizengrassaft zu trinken, oder schmeckt er Ihnen nicht mehr? Dann ist ein Weizengras-Einlauf genau das richtige, um den Darm zu entgiften, die Darmflora aufzubauen und das Blut zu reinigen.

Damit Sie wieder auf die Beine kommen

Mit Einläufen sanft entgiften

Der Weizengras-Einlauf ist besonders wirkungsvoll – alle Heilstoffe können durch den Darm sofort ins Blut gelangen –, wenn Sie vorher einen Einlauf mit warmem Wasser machen. Dabei werden Schlacken ausgeschieden, die sonst mit dem Weizengrassaft ebenfalls ins Blut gelangen können. Ein Einlauf ist eine intime Angelegenheit. Im folgenden möchte ich Ihnen eine Anleitung geben, die Sie wirklich Schritt für Schritt nachvollziehen können. Nehmen Sie sich Zeit für Ihren Einlauf (bis zu 1 1/2 Stunden) und machen Sie ihn, wenn Sie entspannt und ungestört sind.

Ruhe und Entspannung

Der Warmwasser-Einlauf

Sie brauchen einen speziellen Einlaufbehälter mit Schlauch (Apotheke), Rizinusöl oder Vaseline und warmes Wasser. Machen Sie es sich im Bad bequem: Breiten Sie eine weiche Decke und ein Handtuch auf dem Boden aus, nehmen Sie ein festes Kissen, das Sie sich später unter den Po schieben. Alles, was Sie entspannt, ist nützlich: ein Walkman mit Ihrer Lieblingsmusik oder eine Aromalampe, die einen entspannenden Duft (zum Beispiel Lavendel, Rose) verströmt.

Die nötigen Utensilien

● Füllen Sie den Einlauf-Behälter mit ungefähr 1 Liter körperwarmem Wasser.
● Öffnen Sie den Verschluß am Katheter, um Luft herauszulassen, und schließen ihn wieder.
● Hängen Sie den Beutel an einen niedrigen Haken im Bad oder legen Sie ihn auf eine Ablage. Der Beutel sollte sich etwa 60 cm überm Boden befinden.
● Fetten Sie das Ende des Schlauches und Ihren Anus ein, am besten mit Rizinusöl, zur Not auch mit Vaseline.

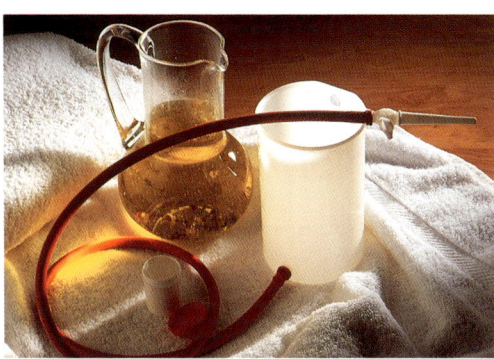

Für den Warmwassereinlauf brauchen Sie ein Gefäß mit einem verschließbaren Schlauch.

● Schieben Sie das Kissen unter Ihr Gesäß, so daß es leicht erhöht liegt. Drehen Sie sich auf die linke Seite.

● Heben Sie Ihr rechtes Bein, und schieben Sie sanft den Katheter ein (circa 7 cm tief). Atmen Sie tief und entspannen Sie sich.

● Öffnen Sie den Schlauch. Lassen Sie das Wasser fließen und zählen Sie langsam bis drei. Dann schließen Sie ihn wieder. Massieren Sie Ihren Bauch.

● Führen Sie den Schlauch, wenn es geht, noch ein bißchen tiefer ein. Öffnen Sie den Katheter und zählen Sie langsam bis fünf, dann bis zehn, und merken Sie, wie gut Sie das Wasser halten können. Schließen Sie die Öffnung. Massieren Sie Ihre linke Bauchseite.

● Lassen Sie jetzt etwa ein Drittel der Flüssigkeit allmählich in Ihren Darm laufen. Danach die Öffnung zuklicken.

● Drehen Sie sich sanft auf den Rücken und stellen Sie die Knie auf. Ihr Gesäß liegt immer noch erhöht auf dem Kissen. Öffnen Sie den Schlauch und lassen Sie nach und nach das nächste Drittel Wasser hineinfließen. Sobald Sie sich unwohl fühlen, machen Sie den Verschluß zu. Massieren Sie Ihren Bauch. Entspannen Sie sich.

● Drehen Sie sich auf die rechte Seite. Und machen Sie es wie zuvor auf der linken.

● Halten Sie nun das Wasser solange es Ihnen angenehm ist.

● Ist der Druck groß, setzen Sie sich auf die Toilette und lassen Sie los. Massieren Sie dabei Ihren Bauch sowie die Seiten der Oberschenkel. Bleiben Sie solange sitzen, bis der Darm sich völlig entleert hat.
Lassen Sie sich nicht entmutigen, wenn Sie sofort aufstehen und das Wasser lassen müssen oder schon vorher den Einlauf abbrechen müssen. Probieren Sie es am nächsten Tag wieder.

Das Wasser langsam einfließen lassen

Der Weizengras-Einlauf

Wenn Sie den Warmwasser-Einlauf locker überstanden haben, ist es Zeit für den wesentlich kürzeren und leichteren Weizengras-Einlauf: Sie brauchen dazu ein Miniklistier für Babys

(Apotheke) und etwa 1 Tasse frischen Weizengrassaft.

Einige Minuten nach dem Warmwassereinlauf

● Drücken Sie die Luft aus dem sterilisierten Babyklistier. Füllen Sie es mit 30 bis 50 ml (1 bis 2 Schnapsgläser) Weizengrassaft.

● Legen Sie sich auf die Seite und führen Sie das Klistier ein.

● Drücken Sie fest auf die runde Wölbung und leeren Sie das Klistier in den Darm.

● Ziehen Sie es vorsichtig heraus, lassen Sie die Pobacken leicht angespannt, damit der Saft nicht hinausfließen kann. Massieren Sie Ihren Bauch.

● Manchmal kommt der Saft beim ersten Mal sofort heraus. Zögern Sie dann nicht, sofort eine Toilette aufzusuchen.

Manchmal gelingt erst der 2. oder 3. Versuch

● Beim zweiten Versuch gleich darauf nehmen Sie die gleiche Menge noch einmal. Meist wird der Saft beim zweiten Mal bis zu 20 Minuten gehalten.

● Insgesamt sollten etwa 60 bis 100 ml in den Darm gelaufen sein. Vielleicht sind Sie sogar erstaunt, weil Ihr Körper den Saft absorbiert hat und nichts oder nur wenig herausfließt.

Wickel

Schlecht verheilende Wunden, Ausschläge, leichte Brandwunden oder Insektenstiche können mit einem Weizengras-Wickel schnell und effektiv behandelt werden.

So wird's gemacht

● Pressen Sie Weizengrassaft (Seite 35).

● Tränken Sie die Pulpe (das gepreßte Gras) mit dem frischen Saft. Dieses Gemisch legen Sie auf die Wunde und verbinden sie mit steriler Mullbinde.

● Wechseln Sie den Verband alle zwei bis vier Stunden. Reinigen Sie die Stelle hin und wieder mit reiner Olivenseife (enthält nur Olivenöl und Natriumhydroxid, kein Parfüm!). Bevor Sie den neuen Umschlag machen, lassen Sie für ein paar Minuten Luft an die Wunde.

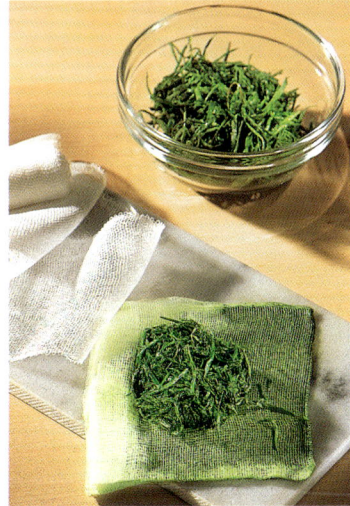

Mit frisch gepreßtem Weizengras umwickelt heilen viele Wunden schneller.

Weizengras bei Beschwerden

Erfolgreiche Therapie

Bei meinem Aufenthalt in Puerto Rico habe ich selbst miterlebt wie Onelia aus New York mit ihrem schwachem Immunsystem wieder vital wurde und Julias Lungentumor sich verkleinerte. Ihre Blutwerte verbesserten sich so sehr, daß sie zu einer schwierigen Operation bereit war, die sie vorher wohl kaum überlebt hätte. Die offenen Füße von Lanzelot sind innerhalb von zwei Wochen wieder zugeheilt und bei Johanna und Freddy purzelten die Pfunde. Naris Magengeschwür ist geschrumpft. Die ständig müde Mona hat einen gehörigen Teil ihrer früheren Energien wiedergefunden. Und Rosy und Bill, die entschlacken und frisch und erholt aussehen wollten, waren mit dem Ergebnis hochzufrieden.

Aber auch Ann aus British Columbia mit ihrem weit fortgeschrittenen Tumor in den Eierstöcken, den sie – allen Prognosen der Ärzte zum Trotz – um viele Monate überlebte, fühlte sich mit dieser Selbstheilungs-Therapie wohl, obwohl sie nicht weiß, wie lange sie mit ihrem Krebs noch leben wird.

Die Selbstbehandlung

Was für alle, die sich zu dieser intensiven Therapie entschlossen hatten, schon nach wenigen Tagen sichtbar wurde: Jeder Körper reagierte völlig individuell, denn jeder Körper ist anders.

Sie müssen deshalb selbst einschätzen: Wieviel tut mir gut? Manchmal spüren Sie den Erfolg des Weizengrassaftes sehr rasch. Bei Migräne oder einem sehr geschwächten Immunsystem dauert die Wiederherstellung des Körpers aber länger, bisweilen mehrere Monate. Normalerweise fühlen Sie sich in der ersten Woche angegriffen oder schlapp, und manchmal verschlimmern sich Ihre Beschwerden kurzzeitig, zum Beispiel bekommen Sie einen heftigen Gichtanfall. Das heißt aber nichts anderes, als daß der Körper auf den Saft anspricht und Gifte in großen Mengen ausleitet.

Gelegentlich ist es ratsam, die Behandlung für ein paar Tage zu unterbrechen, damit sich der

Beobachten Sie Ihren Körper

Körper auf die veränderte Lebensweise nach und nach einstellen kann. Häufig geht nach einer kurzen Unterbrechung die Gesundung rascher voran. Seien Sie mit sich behutsam und geduldig. Eine Heilung auf natürliche Weise braucht Zeit.

Wie Sie Weizengrassaft anwenden

● Bereiten Sie den Weizengrassaft immer frisch zu und trinken Sie ihn auf nüchternen oder fast leeren Magen.
● Halten Sie die angegebenen Empfehlungen mindestens 2 Wochen lang durch, außer Sie spüren zum Beispiel bei Halsweh schon nach 3 bis 4 Tagen einen Erfolg.
Ein sehr angeschlagenes Immunsystem braucht eine längere Rekonvaleszenz-Zeit. Bei chronischen Erkrankungen ist eine Behandlung über mehrere Monate hinweg nötig.
● Spätestens nach 2 bis 3 Wochen sollten Sie eine erste Besserung Ihrer Beschwerden spüren.
● Auch in hohen Dosen ist Weizengras nicht giftig. Trotzdem sollten Sie sich an die Empfehlungen halten, weil zu rasche Ausleitung der Schadstoffe für einen geschwächten Organismus zu anstrengend ist. Übelkeit und leicht erhöhte Temperatur können dann die Folge sein.
● Verzichten Sie grundsätzlich auf Kaffee, Alkohol, Schwarztee, Nikotin, um den Heilerfolg nicht zu gefährden.

Unterstützende Maßnahmen

● Sind die Beschwerden verschwunden, können Sie weiterhin zur Vorbeugung 30 bis 90 Milliliter Weizengrassaft täglich trinken. Das stärkt den Organismus und hält fit.

Auch zur Vorbeugung

● Damit der Saft richtig wirkt, steigen Sie unbedingt auf den Living-Foods-Lifestyle um (Seite 69). Immungeschwächte und Menschen mit Darmproblemen sollten in den ersten 2 Wochen sämtliche Nahrungsmittel mit viel Rejuvelac (Seite 68) im Mixer zubereitet essen. Brokkoli, gekeimte Nüsse, fette Samen, gekeimte Bohnen und gekeimtes Getreide und Kohl werden dadurch in ungekochter Form leicht verdaulich.

Die Ernährung umstellen

● Yoga-Übungen und Bewegung auf dem Mini-Trampolin unterstützen die Entgiftungswirkung enorm.

Gezielte Bewegungsübungen

Die Behandlung bei Kindern

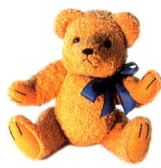

● Bei Ihrem Kind können Sie Weizengrassaft bedenkenlos äußerlich anwenden, zum Beispiel Insektenstiche abtupfen, bei Ekzemen und Neurodermitis betroffene Stellen mit in

Zur äußerlichen Anwendung

Weizengrassaft getunkter Pulpe sanft einreiben. Kleine Unpäßlichkeiten wie leichte Ohrenschmerzen oder leichte Brandwunden können Sie ebenfalls gut mit Weizengrassaft behandeln.

● Gelegentliche Verstopfung ist mit einem Weizengrassaftdrink leicht zu beseitigen. Allerdings ist die Dosis eine andere, 30 Milliliter pro Tag genügen. Aber: Viele Kinder mögen den Geschmack des Weizengrases nicht. Mit frisch gepreßtem Apfelsaft schmeckt er besser. Oft hat bei Kindern ein Glas kaltes Mineralwasser morgens auf leeren Magen getrunken eine ähnliche Wirkung. Das ist einfacher und wird ohne Murren angenommen.

Den Arzt fragen

● Wenn Sie unsicher sind, sollten Sie auf jeden Fall Ihren Kinderarzt zu Rate ziehen. Am besten einen, der sich mit alternativen und ganzheitlichen Methoden gut auskennt. Und natürlich gehören Erkrankungen wie Diabetes, größere Wunden oder eine akute Mittelohrentzündung immer in die Hände eines Facharztes.

● Wenn Sie Ihren Speiseplan auf den Living-Foods-Lifestyle umstellen, seien Sie bitte nicht fanatisch. Kinder mögen lecker hergerichtete Rohkostplatten, Salate und abwechslungsreiche Müslis. Sie knabbern gerne Knuspertaler, dippen Gemüse in Soßen und lieben gefüllte Sandwiches. Aber lassen Sie Ihren Kindern die Möglichkeit, Ihre Lieblingsspeisen zu essen, zum Beispiel Vollkornpfannkuchen, auch wenn sie nicht mit dem Living-Foods-Lifestyle übereinstimmen. Essen soll Spaß machen und keine Machtprobe sein.

Spaß mit dem Mini-Trampolin

● Trampolinspringen ist bei Kindern ein Hit und nebenbei gesund: es stärkt das Gleichgewichtsgefühl, kräftigt die Muskeln und formt gesunde Füße. Lassen Sie die Übungen zu einem gemeinsamen Erlebnis werden. Ihr Kind hat genügend Phantasie, sich noch zusätzliche Spiele mit dem Trampolin auszudenken.

Weizengras – wie es im Körper hauptsächlich wirkt

● entgiftend und reinigend
● aufbauend beim Blut
● stärkt das Immunsystem
● repariert kleinere Zellschäden
● entzündungshemmend
● antimikrobiell, antibakteriell
● unterstützt die Regenerierung der Haut

So wirkt der Saft

Körpersäfte reinigen – Abwehr stählen

Oft fühlen wir uns abgeschlagen und müde, weil unser Organismus auf Hochtouren seine Kräfte gegen die überhandnehmenden Schadstoffe im Körper einsetzt. Unterstützen wir ihn nicht, die Schlacken loszuwerden, können wir ernsthaft erkranken. Dann sind vor allem unsere Ausscheidungsorgane Leber und Nieren gefährdet, schlapp zu machen. Aber auch jede einzelne Zelle gerät unter Streß.

In diesem Fall kann Weizengras helfen, denn eine seiner Hauptwirkungen ist es, den Körper zu entgiften und zu reinigen (siehe Kasten auf Seite 42). Blut und Lymphflüssigkeit tragen Nährstoffe bis in die kleinste Zelle und transportieren Gifte ab. Erst dann kann der Organismus ein gestärktes Immunsystem aufbauen. Ein gesundes Immunsystem ist aber der beste Schild gegen Krankheiten, auch gegen Krebs.

Die Hormone regulieren

Weil Weizengras in sämtliche körperliche Prozesse eingreift, wirkt er auch auf die Hormonproduktion regulierend, zum Beispiel auf die Schilddrüse. Wissenschaftliche Studien legen nahe, daß Weizengras auch die Fruchtbarkeit und Lust bei Frau und Mann steigert.

Weizengras von A bis Z

Im folgenden finden Sie Empfehlungen, wie sie im Ann Wigmore Institut gegeben werden, die jeder ausprobieren und für sich abwandeln kann. Hören Sie dabei auf Ihren Körper. Falls Sie sich bei einem Vorschlag unsicher fühlen, fragen Sie Ihren Arzt.

Akne

Die Haut ist das größte Organ des Menschen und reagiert auf Veränderungen im Stoffwechsel und Hormonhaushalt. Meist mit Beginn der Pubertät treten plötzlich Pickel im Gesicht auf,

Gehen Sie Umstellungen behutsam an – wichtig ist auch, daß Sie sich dabei wohl fühlen.

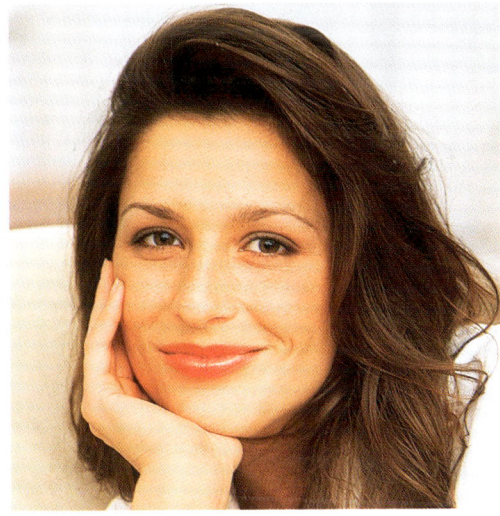

vor allem an Stirn und Kinn. Auch am Brustansatz und auf dem Rücken können sich die Pusteln ausbreiten, die nichts mit schlechter Hygiene zu tun haben. Diese Hautentzündungen sind meist hormonell bedingt, die Anlage zu Akne kann aber auch vererbt sein.

Das können Sie tun

Innerliche und äußerliche Anwendung

● Trinken Sie täglich etwa 30 bis 60 ml Weizengrassaft.
● Entzündungshemmend wirken Umschläge mit dem grünen Saft. Nehmen Sie einen in Weizengrassaft getränkten Waschlappen und legen ihn auf die betroffenen Stellen. Sind die Mitesser nur vereinzelt, befeuchten Sie die Stellen mit der in Grassaft getränkten Pulpe. Lassen Sie den Saft auf der Haut trocknen und wenn möglich mehrere Stunden einwirken.
● Nehmen Sie ab und zu ein lauwarmes Bad, dem Sie 200 bis 300 ml Weizengrassaft zusetzen.

Extratip

Durch eine veränderte Ernährung läßt sich der Zustand der Haut von innen her verbessern. Zucker, Weißmehl, Fleisch, Alkohol, Kaffee und Nikotin sind tabu. Versuchen Sie möglichst nach dem Living-Foods-Lifestyle zu leben.

Allergien

In Deutschland ist fast jeder Dritte Allergiker – und die Tendenz ist weiter steigend. Allergien sind überschießende Reaktionen des Immunsystems auf verschiedene Substanzen: unter anderem Pollen, Staub, Tierhaare und Nahrungsmittel. Dr. Ann Wigmore nahm an, daß vor allem ernsthafte Verdauungsprobleme aufgrund fehlender Verdauungs-Enzyme (Seite 20) die Hauptursache der verschiedenen Allergien wie Neurodermitis, Asthma, Heuschnupfen, Magen- und Darmentzündungen und Infektanfälligkeit sind. Bei schweren allergischen Reaktionen, wie sie bei Insektenstichen oder nach Einnahme von Medikamenten auftreten können, müssen Sie sofort einen Arzt aufsuchen.

Bei Schockreaktionen sofort zum Arzt!

Das können Sie tun

● Ann Wigmore empfahl eine intensive zweiwöchige Kur mit Weizengras: täglich 60 bis 200 ml frischgepreßten Saft trinken.
● Stellen Sie Ihre Ernährung auf den Living-Foods-Lifestyle um. Besonderen Wert legte Dr. Wigmore auf gekeimte, fermentierte Samen, gekeimtes, fermentiertes Getreide und Gemüse, weil diese Lebensmittel beson-

ders enzymreich sind und das Immunsystem ungewöhnlich stärken und stabilisieren. Durch Keimen werden das allergieauslösende Gluten des Weizens sowie die Hemmstoffe von Nüssen und Samen ausgeschaltet. Bis sich das Immunsystem stabilisiert hat, dauert es mindestens ein halbes Jahr.

Extratip

Wenn Sie auf Nahrungsmittel allergisch sind, ist es ratsam, alle unverträglichen Lebensmittel herauszufinden. Kombinieren Sie wenige Nahrungsmittel bei einer Mahlzeit. Dann können Sie rasch erkennen, welche Sie meiden sollten.

Anämie (Blutarmut)

Wenn das Blut zu wenig rote Blutkörperchen und damit Blutfarbstoff enthält, spricht man von Blutfarbstoffmangel oder Blutarmut. Es gibt über 100 verschiedene Formen von Anämie. **Müde durch Eisenmangel** Die häufigste ist die Eisenmangel-Anämie, denn Eisen ist ein wesentlicher Bestandteil des Blutfarbstoffs (Seite 18). Symptome sind Blässe, schneller Puls sowie Atemnot bei körperlicher Anstrengung.
Lassen Sie in jedem Fall von einem Arzt klären, was hinter Ihrer Blutarmut steckt.

Das können Sie tun

● Trinken Sie bis zu 200 ml Weizengrassaft täglich. Das baut ihr Blut rasch wieder auf – nach 2 bis 3 Wochen sollten Sie sich spürbar vitaler fühlen.
● Mit Weizengrassaft können Sie einer Anämie auch hervorragend vorbeugen. Dazu genügen 30 ml pro Tag.

Arterienverkalkung

Die Arterienverkalkung ist die häufigste Erkrankung der arteriellen Blutgefäße und laut Statistik bei uns die häufigste Todesursache. Bei Arterienverkalkung (Arteriosklerose) verhärten und verdicken sich die Gefäßwände, weil sich Fettstoffe (Cholesterin) und Kalksalze als Plaque ablagern. Zu Beschwerden kommt es erst in fortgeschrittenem Stadium. Risikofaktoren sind erhöhte Cholesterinwerte im Blut, Bluthochdruck (Seite 46), Stoffwechselerkrankungen wie Diabetes (Seite 49) und Rauchen.

Im Anfangsstadium keine Beschwerden

Das können Sie tun

● Weizengrassaft wirkt hier vorbeugend und lindernd. Trinken Sie täglich 100 bis 200 ml. Bei schon bestehender Verkalkung sollten Sie es sich nach einer vierwöchigen Kur zur Regel machen, täglich weiterhin bis zu 100 ml Saft zu trinken.

● Stellen Sie unbedingt Ihre Ernährung auf den Living-Foods-Lifestyle um. Um den Cholesterinspiegel zu senken, sollten Sie täglich etwa 1 l Rejuvelac trinken und fermentierte Nahrungsmittel essen.

Cholesterin-bewußt essen

● Unterstützen Sie den Prozeß mit Bewegungs- und Entspannungs-Übungen (Seite 83).

Entzündete Augen

Wer tagsüber viel am Computer arbeitet, leidet abends oft unter entzündeten, trockenen Augen. Auch zu trockene Luft, Staub, Rauch oder Zugluft können Augenbrennen verursachen.

Überan-strengten Augen hilft ein Bad in dem grünen Saft.

Das können Sie tun

● Wenig Saft durch ein steriles Tuch (etwa ein frisch gewasche-nes und heiß gebügeltes Taschentuch) in einen Eierbecher abseihen. Das offene Auge in die Flüssigkeit tauchen und mehrmals blinzeln. Am besten geht das über einem Waschbecken. Oder Sie besorgen sich ein Augenbad aus der Apotheke. Sie können den Saft aber auch mit einer Pipette aufziehen und einen Tropfen ins Auge geben. Zunächst brennt der Saft in den Augen. Das Brennen läßt jedoch nach ein paar Minuten nach. Bei täglicher Anwendung werden gerötete Augen wieder strahlend und klar.

Bluthochdruck (Hypertonie)

Ein zu hoher Blutdruck verursacht zunächst meist keine Beschwerden. Oft wissen die Betroffenen gar nicht, daß sie darunter leiden, und immer häufiger sind es junge Leute. Ursache ist in den meisten Fällen der Lebenswandel, etwa Rauchen, Alkoholgenuß, salzhaltige Kost, Übergewicht, wenig Bewegung, viel Streß. Gefährlich ist Bluthochdruck, weil ein erhöhtes Risiko besteht, einen Schlaganfall oder eine Herzerkrankung zu erleiden. Deswegen sollten Sie bei Hypertonie unbedingt den Arzt aufsuchen.

Eine weit-verbreitete Erkrankung

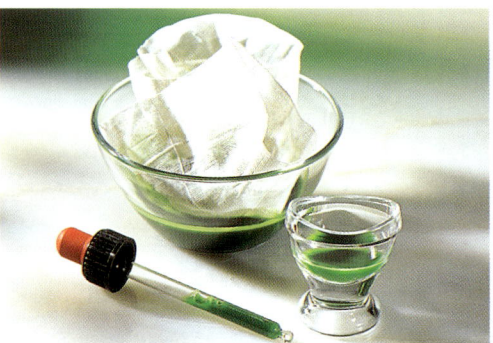

Das können Sie tun

● Nehmen Sie über den Tag verteilt bis zu 200 ml Weizengrassaft ein, wenn Sie bereits unter Bluthochdruck leiden. Der Saft erweitert die Blutgefäße, beseitigt Schlacken und reduziert so den Blutdruck. Ist Ihr Blutdruck wieder im Lot, genügt die normale vorbeugende Dosis von täglich 30 bis 90 ml.
● Living-Foods-Lifestyle und sanfte Power-Übungen (Seite 83) regulieren zusätzlich.

Candida (Hefepilz)

Normalerweise ist der Candida albicans ein harmloser Bewohner unserer Darmflora. Nimmt er jedoch überhand, verändert er seine Form, reizt und beschädigt die Darmschleimhaut. Der Pilz kann sich auf allen Schleimhäuten des Körpers ausbreiten, zum Beispiel in Mund und Scheide. Typische Symptome einer Pilzinfektion sind Abgeschlagenheit, Schlafstörungen, Migräne, Gelenkschmerzen, Reizblase, Asthma und Nesselsucht. Der Pilz mag insbesondere Süßes, Weißmehlprodukte, Alkohol. Aber auch Antibiotika, Hormone (Antibabypille), Magensäurehemmer, Cortison und Immunsuppressiva leisten ihm Vorschub.

Infektion mit vielfältigen Folgen

Das können Sie tun

● »Hungern« Sie den Pilz aus, indem Sie eine strikte Anti-Pilz-Diät einhalten. Essen Sie nichts Süßes und keine Weißmehlprodukte oder zuckerhaltige Speisen. Machen Sie sich täglich eine große Portion Ann's Energy-Suppe und trinken Sie öfter Rejuvelac (Seite 78 und 68). In milchsaurem Milieu kann sich der Pilz nicht ausbreiten.
● Trinken Sie über den Tag verteilt 30 bis 150 ml Weizengrassaft. Der Saft ist eine preiswerte und effektive Kur gegen Hefepilze. Haben die Beschwerden aufgehört, können Sie mit einer täglichen Dosis von 30 bis 90 ml Saft einer Neuinfektion mit dem Candida-Pilz dauerhaft vorbeugen.

Die Ernährung radikal umstellen

Chronisches Müdig-keitssyndrom (CMS)

Als erkrankt gilt, wer mindestens sechs Monate ständig unter einer lähmenden Erschöpfung leidet und dabei höchstens 50 Prozent seines früheren Aktivitätsniveaus erreicht. Zusätzlich treten wenigstens sechs der folgenden Symptome auf: leichtes Fieber, Halsschmerzen, schmerzende Lymphknoten, Muskelschmerzen, allgemeine Muskelschwäche,

Gelenkschmerzen, länger anhaltende Erschöpfung nach körperlicher Belastung, Kopfschmerzen, Konzentrationsschwäche, Schlafstörungen und Allergien.

Das können Sie tun

● Ann Wigmore glaubte, daß vor allem fehlende Enzyme (Seite 20) diese Krankheit hervorrufen, und empfahl leicht verdauliche Kost, wie sie im Living-Foods-Lifestyle zubereitet wird. Trinken Sie täglich 30 bis 90 ml Weizengrassaft.
● Machen Sie täglich 10 bis 20 Minuten Übungen zum Entspannen. Kurbeln Sie Ihr Lymphsystem mit dem Mini-Trampolin an (Seite 88).

Darmbeschwerden

Eine Belastung für den gesamten Organismus

Probleme mit dem Darm sind ein weit verbreitetes Übel. Die Beschwerden reichen von starker Verstopfung, Blähungen, Durchfall bis zu Bauchschmerzen, Sodbrennen, Übelkeit und Reizdarm. Kopfschmerzen, Abgeschlagenheit, Hämorrhoiden und sogar Erkrankungen des Herzens, der Galle und Leber können auf Verdauungsschwierigkeiten zurückgehen. Häufige Ursachen für einen schlecht funktionierenden Darm: ballaststoff-, enzym- und vitaminarme Kost, fehlende Bewegung, Hektik des Alltags und damit verbundener Streß. Ein nervöser Darm verdaut nicht gut! Zu scharfe und zu fette Nahrung erschweren ebenfalls die Verdauung.

Eine Zivilisationskrankheit

Die Entgiftung des Darms spielt eine zentrale Rolle bei jedem Heilprozeß des Körpers. Wenn akute Beschwerden länger als sechs Stunden anhalten und weitere Symptome wie Erbrechen hinzukommen, sollten Sie sofort einen Arzt aufsuchen.

Das können Sie tun

● Allgemein gilt: Essen Sie langsam und kauen Sie Ihre Speisen sorgfältig.
● Ein paar Eßlöffel Weizengrassaft pro Tag verhindern auf natürliche Weise Verstopfung.
● Machen Sie einen Warmwasser-Einlauf, dem zwei Weizengrassaft-Einläufe folgen (Seite 37). Der Einlauf heilt und entgiftet die Darmwände, löst auch langjährige, hartnäckige und verkrustete Substanzen aus dem Darm und reguliert die Darmbakterien und Viren. Zusätzlich reinigt der Saft die inneren Organe, weil er durch die Darmwände dringen kann. Versuchen Sie, den Saft so lange wie möglich im Darm zu halten.

Mit Einläufen den Darm sanieren

● Wenn Sie starke Probleme mit dem Darm haben, sollten Sie die Einläufe als Kur 2 Wochen lang alle 2 Tage wiederholen. Trinken Sie in dieser Zeit täglich bis zu 90 ml Weizengrassaft und etwa 1 Liter Rejuvelac (Seite 68).

Nach 2 bis 4 Wochen – je nach Schwere der Verdauungsstörung – können Sie den Weizengrassaft auf eine tägliche morgendliche Dosis von 30 ml reduzieren. Trinken Sie aber weiterhin regelmäßig 1 Liter Rejuvelac. Der Erfolg stellt sich prompt und dauerhaft ein: Schon nach wenigen Wochen werden Sie täglich mühelos Ihren Darm entleeren können, das Sodbrennen hört auf, und Blähungen werden weniger oder bleiben ganz aus.

Die richtige Ernährung

● Ernähren Sie sich vorwiegend mit naturbelassenen, ungekochten Lebensmitteln, denn die enthalten die für Sie so wichtigen Enzyme. Mit Rejuvelac im Mixer püriert sind diese Nahrungsmittel auch für einen angeschlagenen Darm leicht verdaulich. Ist der Darm schon sehr angegriffen, sollten Sie unbedingt 2 Wochen lang morgens, mittags und abends Energy-Suppe essen (Seite 78)

und mindestens 1 Liter Rejuvelac trinken (Seite 68).

● Bewegung auf dem Trampolin und Yoga unterstützen die körperlichen Funktionen (Seite 88 und 84).

Diabetes mellitus (Zuckerkrankheit)

Bei dieser Stoffwechselerkrankung ist der Blutzuckerspiegel erhöht, weil die Bauchspeicheldrüse nicht (mehr) genügend Insulin herstellt. Insulin ist jedoch ein lebenswichtiges Hormon in unserem Körper, die meisten Zuckerkranken müssen es daher täglich spritzen.

Das können Sie tun

Befragen Sie vor einer Umstellung Ihren Arzt oder einen Ernährungsberater.

● Weizengrassaft kann die tägliche Insulinzufuhr eines Diabetikers senken, speziell bei Typ-II Diabetikern (Altersdiabetes). Zu empfehlen sind 30 bis 150 ml Weizengrassaft pro Tag.

● Damit Ihr Blutzuckerspiegel ausgeglichen bleibt und Sie nur noch Minimaldosen an Insulin von außen zuführen müssen, sollten Sie vor allem ballaststoffreiche Nahrung essen, wie sie im Living-Foods-Lifestyle zu finden ist. Auch die sekundären

Pflanzenstoffe (Seite 24), vor allem in Getreide und Hülsenfrüchten, verhindern den rapiden Anstieg von Zucker im Blut nach einer Mahlzeit.
Bleiben Sie deshalb dem Living-Foods-Lifestyle treu, auch wenn sich Ihr Blutzucker auf Dauer stabilisiert hat.

Ekzem

Das ist eine Entzündung der Oberhaut. Es bilden sich Hautrötungen, Bläschen, Knötchen oder Schuppen, die häufig nässen und stark jucken. Ekzeme haben verschiedene Ursachen, manchmal verursacht sie der Kontakt mit aggressiven Chemikalien oder eine Allergie (zum Beispiel bei Neurodermitis), oft aber treten sie auch ohne erkennbaren Grund auf.

Quälende Hautentzündungen

Das können Sie tun

● Weizengrassaft tut der Haut sehr gut. Der Saft wirkt stark antimikrobiell und stimuliert das Immunsystem. Trinken Sie pro Tag bis zu 150 ml.
● Machen Sie Wickel bei Hautausschlägen (Seite 39). Das Brennen und Jucken wird fast augenblicklich gemildert.
● Betupfen Sie die Stellen mit in Saft getunkter Pulpe, und lassen Sie den Saft antrocknen.

● Nehmen Sie mindestens einmal pro Woche ein lauwarmes Bad mit 200 bis 300 Milliliter Saftzusatz.
● Probieren Sie den Living-Foods-Lifestyle.
● Eine innere Reinigung unterstützt die Heilung. Machen Sie 2 Wochen lang alle 2 Tage nach einem Warmwasser- einen Weizengras-Einlauf (Seite 37). Allmählich heilt die erkrankte Haut ab. Haben Sie aber Geduld, es kann mehrere Monate dauern.

Die Besserung braucht Zeit

Fettsucht (Adipositas)

Wer ein stark erhöhtes Körpergewicht hat, hat – statistisch gesehen – eine geringere Lebenserwartung als Normalgewichtige. Übergewicht ist meist durch übermäßiges und falsches Essen verursacht, seltener durch angeborene Stoffwechselstörungen.

Das können Sie tun

● Wenn Sie abnehmen wollen, sollten Sie Ihre Ernährung radikal auf den Living-Foods-Lifestyle umstellen und sämtliche weiterverarbeiteten Nahrungsmittel, Lebensmittel mit Zusätzen, Fertiggerichte, Süßigkeiten, Alkohol und Nikotin meiden. Würzen Sie sparsam, denn Gewürze regen den Appetit an.

Sie nehmen zunächst rasch, später langsamer ab

- Trinken Sie täglich 30 bis 90 ml Weizengrassaft. Er hilft, die Körperfunktionen zu regulieren.
- Machen Sie zusätzlich Weizengras-Einläufe (Seite 38).
- Bewegungs- und Entspannungsübungen (Seite 83.)
- Übermäßiges Essen ist oft eine Ersatzhandlung für zu wenig Liebe, die man – aus welchen Gründen auch immer – nicht bekommen hat. Diesem Mangel auf die Spur zu kommen, ist oft nur mit therapeutischer Hilfe möglich.

Die Ursachen erkunden

Gicht

Gicht ist eine Stoffwechselstörung, die mit dem Ansteigen von Harnsäurewerten im Blut beginnt. Die Harnsäure lagert sich in den Gelenken ab und führt im Laufe der Jahre zu Gelenkentzündungen und später zu Gelenkdeformationen. Ursache ist eine falsche Ernährung mit zuviel Fleisch, Fett und Alkohol.
Bei einem akuten Gichtanfall sollten Sie einen Arzt aufsuchen.

Das können Sie tun

- Weizengrassaft ist ideal, Gicht zu heilen und vorzubeugen. Trinken Sie am Tag 60 bis 120 ml. Halten Sie diese Kur 4 Wochen durch, bevor Sie auf 30 bis 90 ml umsteigen.
- Ändern Sie Ihre Lebensweise: mehr Bewegung und Living-Foods-Lifestyle. Mit der Umstellung der Ernährung reduzieren Sie die Bildung von Harnsäure.

Ernährungsfehler korrigieren

Halsweh und Bläschen im Mund

Eine angehende Erkältung kommt oft mit Halsweh und Heiserkeit daher. Ist das Immunsystem geschwächt – bei Frauen zum Beispiel auch während der Menstruation –, bilden sich manchmal Blasen im Mund.

Zur Vorbeugung genügen meist täglich ein bis zwei Schnapsgläser voll Saft.

Das können Sie tun

- Gurgeln Sie gegen Halsweh mehrmals am Tag 3 bis 5 Minuten mit reinem Weizengrassaft.
- Gegen Bläschen nehmen Sie einen großen Schluck Weizengrassaft und bewegen ihn im Mund 3 Minuten lang hin und her. Danach spucken Sie den Saft aus. Machen Sie das bis zu fünfmal am Tag. Schon nach wenigen Tagen verschwinden die Beschwerden.

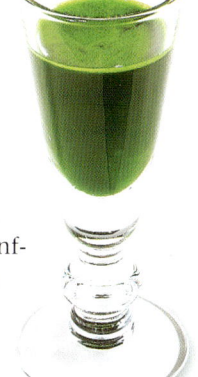

Insektenstiche

Insektenstiche können lästig und unangenehm sein. Die Haut rund um die Einstichstelle rötet sich, juckt und schwillt an.

Das können Sie tun

Weizengras wirkt hier beruhigend und abschwellend.

● Bei Mückenstichen nehmen Sie die Pulpe, tauchen sie in Saft und tupfen die betroffenen Stellen ab. Lassen Sie den Saft antrocknen.

● Bei heftigeren Stichen, zum Beispiel Wespenstich, baden Sie die betroffene Stelle 15 Minuten lang in Weizengrassaft.

● Bei Bienenstichen entfernen Sie erst vorsichtig den Stachel mit dem Fingernagel (nicht mit der Pinzette, weil sich sonst die Giftblase vollständig in die Wunde entleert). Dann legen Sie die in frischen Weizengrassaft getunkte Pulpe auf die betroffene Stelle. Sie können auch einen Weizengras-Wickel machen (Seite 39).

Bei Insektenstichen hilft das ausgepreßte Gras gegen den Juckreiz.

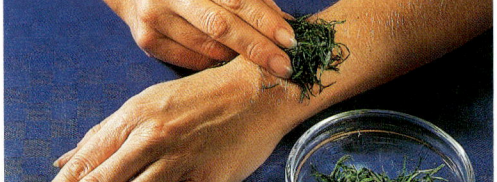

Krebs

Vereinfacht gesagt geraten bei Krebs die Zellen aus dem Tritt. Es entstehen bösartige Geschwülste, die das gesunde Gewebe verdrängen. Am häufigsten entwickelt sich der Krebs aus Zellen größerer Organe, zum Beispiel Leber, Brustdrüsen, Darm, Haut, Magen, aber auch in kleineren Bereichen wie Eierstöcken, Hoden oder Lippen können bösartige Tumore auftreten. Krebs ist in Deutschland – nach Herz-Kreislauf-Krankheiten – die zweithäufigste Todesursache.

Die Behandlung von Krebs gehört immer in die Hände von Fachärzten. Holen Sie sich mehrere Meinungen ein.

Viele verschiedene Krankheiten

Das können Sie tun

Weizengras hilft mit, gesundes Blut und gesunde Zellen aufzubauen, stärkt und entgiftet nach einer Krebs-Operation oder Chemotherapie. Dr. Ann Wigmore war der Ansicht, daß es nicht »das Mittel« gegen Krebs gibt, sondern sich der

Die Selbstheilung aktivieren

Körper selbst heilen muß wie nach einer Schnittverletzung oder einer Erkältung. Und dazu braucht er vor allem Lebenswillen und ein starkes Immunsystem. Denn eine intakte Immunabwehr gilt als beste Waffe gegen Krebszellen!

● Trinken Sie pro Tag bis zu 200 ml Weizengrassaft, der reich ist an Enzymen (Seite 20), die Krebskranken oft fehlen. Beachten Sie aber die Hinweise auf Seite 36.

● Stellen Sie Ihre Ernährung auf den Living-Foods-Lifestyle um, denn die bioaktiven Substanzen in den Pflanzen wirken leicht entzündungshemmend, antimikrobiell, immunstärkend und **Milchsaure** antikanzerogen (Seite 24). Trin-**Nahrung ist** ken Sie am Tag mindestens 1 Li-**besonders** ter Rejuvelac (Seite 68). Milch-**empfehlens-** säurebakterien sind nachgewie-**wert** senermaßen antikanzerogen. Machen Sie sich diese neue Lebensart auf Dauer zu eigen.

● Regen Sie Ihr Lymphgefäßsystem mit Beweglichkeits-Übungen auf dem Mini-Trampolin an (Seite 88).

● Versuchen Sie, Streß so weit wie möglich auszuschalten. Suchen Sie sich eine Entspannungsmethode, die Ihnen Spaß macht, vielleicht Yoga (Seite 84). Und machen Sie täglich mindestens eine Stunde lang nur was Ihnen gefällt.

Magenschleimhaut-entzündung (Gastritis)

Anzeichen für eine Entzündung der Magenschleimhaut können Übelkeit, Aufstoßen, Magen- oder Bauchschmerzen sowie Druck- und Völlegefühl nach **Magen-** dem Essen sein. Die Ursachen **drücken** sind vielfältig: falsche **nach den** Ernährung, bestimmte Medika- **Mahlzeiten** mente (zum Beispiel Aspirin), Bakterien (Helicobacter pylori), Streß oder beginnendes Leberversagen. Chronische Magenschleimhautentzündung kann zu Geschwüren führen.

Zu überschüssiger Magensäure kommt es aufgrund fehlender basischer Stoffe. Medikamente, die die Magensäure binden, können zwar bei einer akuten Magenschleimhautentzündung rasch helfen. Dabei wird jedoch nur am Symptom kuriert, nicht an den fehlenden Basen.

Eine Gastritis sollte auf jeden Fall ärztlich untersucht werden.

Das können Sie tun

● Stellen Sie als erstes Ihre Ernährung um. Der Living-Foods-Lifestyle besteht zu 80 **Die** Prozent aus basischen Stoffen. **Ursachen** Verzichten Sie auf die »Basen- **behandeln** räuber« Alkohol, Nikotin, Koffein, Zucker, Fertigprodukte, Konserven, Limonaden.

● Weizengras neutralisiert die Säuren und baut wieder auf. Trinken Sie täglich 30 bis 120 ml. Bei einer chronischen Magenschleimhautentzündung erhöhen Sie die Menge auf 200 ml und nehmen diese Menge so lange, bis die akuten Schmerzen abgeklungen sind. Dann steigen Sie um auf die präventive Dosis von 30 bis 90 ml.

Migräne

Die Betroffenen leiden anfallsweise unter heftigen, oft einseitigen Kopfschmerzen, mit Seh-, Hör- und Gleichgewichtsstörungen. Auslöser sind zum **Vielfältige** Beispiel der individuelle Hor-
Auslöser monhaushalt, die Psyche (Streß, Freude), Nahrungs- und Genußmittel wie Käse, Schokolade, Alkohol oder Änderungen des Schlafrhythmus (etwa am

Extratip

Führen Sie ein Kopfschmerz-Tagebuch. Daran können Sie deutlich ablesen, in welchen Zusammenhängen die Migräne auftritt und wieviel Schmerzmittel Sie einnehmen. Schmerzmittel helfen nur kurzfristig und manche Patienten leiden unter Dauerkopfschmerzen, die einzig und allein durch die unkontrollierte Einnahme von Medikamenten herbeigeführt werden.

Wochenende). Viele Frauen bekommen kurz vor ihrer Menstruation Migräne, weil dann der Östrogenspiegel im Körper abfällt. Eine Migräne kann erblich bedingt sein. So weiß man heute, daß eine Sonderform der Migräne mit Halbseitenlähmung auf einen Gen-Defekt auf dem Chromosom 19 zurückzuführen ist.

Das können Sie tun

● Machen Sie eine Reinigungskur mit Warmwasser- und Weizengrassaft-Einlauf (Seite 37).
● Trinken Sie zusätzlich am Tag 30 bis 90 ml Weizengrassaft. Vor »kritischen Tagen« erhöhen Sie die Menge auf 150 ml. Sie **Eine Trink-**
müssen Geduld haben, denn es **kur über**
kann mehrere Monate dauern, **mehrere**
bis die Behandlung anschlägt. **Wochen**
● Stellen Sie sich auf den Living-Foods-Lifestyle ein.
● Entspannung ist ein zusätzlicher wichtiger Faktor im Heilprozeß (Übungen Seite 83).

Ohrenschmerzen

Kinder klagen während einer Erkältung häufig über Ohrenschmerzen. Sie gehen entweder direkt vom Ohr oder von einem erkrankten Nachbarbereich aus.

Bei einer akuten Mittelohrentzündung und wenn Kleinkinder
über Ohrenschmerzen klagen,
muß unbedingt der Arzt aufge-
sucht werden!

Das können Sie tun

Wärmen Sie den Saft leicht an

● Sind die Ohren leicht zuge-
schwollen und gerötet, können
Sie in körperwarmen Weizengrassaft getauchte Wattebäll-
chen in die betroffenen Ohren
geben. Oder Sie ziehen körperwarmen Weizengrassaft mit einer Pipette auf und geben je 1
bis 2 Tropfen in das schmerzende Ohr. Nach einer Minute lassen Sie den Saft wieder heraus-
laufen. Nach 4 bis 6 Stunden
wiederholen Sie die Prozedur.
Lassen die Schmerzen nach 12
bis 24 Stunden nicht nach, sollten Sie einen Arzt aufsuchen.

Nasenbluten

Empfindliche Kapillaren in der Nasen-schleimhaut

Die häufigsten Ursachen von
Nasenbluten sind empfindliche
Blutgefäße, trockene Zimmer-
luft im Winter und das Entfernen von Krusten, die sich zum
Beispiel während einer Erkältung gebildet haben. Nasenbluten nach einem heftigen Sturz
oder einem Schlag auf den Kopf
deutet auf einen Schädelbruch
hin. Der Betroffene muß sofort
ins Krankenhaus!

Das können Sie tun

Erste Hilfe

● Oft läßt sich das Nasenbluten
stillen, wenn Sie im Sitzen den
Kopf vorbeugen und einen
Essiglappen ins Genick legen.

Wenn Sie den Saft mit einer Pipette aufziehen wollen, sollten Sie ihn vorher durchsieben.

● Um die winzigen Kapillaren
zu festigen, ziehen Sie mit einer
Pipette 2 bis 3 Tropfen frisch
gepreßten und gesiebten Weizengrassaft auf und lassen ihn
langsam in die Nasenlöcher
fließen. Ziehen Sie die Nase dabei hoch. Machen Sie das nun
täglich. Mit
der Zeit
verschwin-
det das lästi-
ge Nasen-
bluten auf
Dauer.

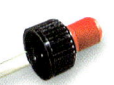

Neurovegetative Dystonie

So heißt eine häufige Verlegen-
heitsdiagnose der Ärzte, wenn
sie die Ursache der Beschwerden nicht eindeutig einem
Krankheitsbild zuordnen können. Der Begriff neurovegetati-
ve Dystonie bedeutet letztlich
nichts anderes, als daß die re-
gulären Körperfunktionen wegen eines fehlgesteuerten vege-
tativen, also unbewußten Ner-
vensystems gestört sind. Die Betroffenen, häufig Frauen, leiden
zum Beispiel unter Kopfschmer-

zen, Reizbarkeit, Verdauungs-
störungen, Appetitlosigkeit und
Magenbeschwerden.

Das können Sie tun

● Trinken Sie täglich bis zu
150 ml Weizengrassaft.
● Reduzieren Sie Ihren Streß.
Bemühen Versuchen Sie täglich wenig-
Sie sich, stens eine einzige Stunde für
Streß Ihre Interessen freizuhalten,
abzubauen ganz gleich, ob Sie dann Tag-
träumen nachhängen oder
Ihren Lieblingsstühlen einen
neuen Anstrich verpassen.
● Regen Sie mit dem Mini-
Trampolin den Fluß Ihrer Lym-
phe an (Seite 88), und stellen
Sie Ihre Ernährung so weit es
Ihnen möglich ist auf den
Living-Foods-Lifestyle um.

Scheidenentzündung

Eine gesunde Scheide hat ein
ausgeglichenes Milchsäuremi-
lieu. Symptome für eine Entzündung der Scheide sind ver-
mehrter, übel riechender, ver-
stärkter Ausfluß, Jucken und
Brennen.
Sie kann durch Pilze, Medikamente, Hormone (zum Beispiel
die Antibabypille), Stoffwechselerkrankungen, zu häufige
Reinigung (Parfüms, Intim-
sprays), Streß oder Sex verursacht sein.

Scheidenentzündungen können
ernste Erkrankungen an Gebärmutter oder Eierstöcken nach
sich ziehen, weswegen Sie unbedingt einen Frauenarzt aufsuchen sollten.

Zum Arzt

Das können Sie tun

● Seihen Sie 300 ml Weizengrassaft durch ein steriles (heiß
gebügeltes) Tuch. Machen Sie
damit morgens und abends
eine Scheidenspülung mit einer
Scheidendusche (Apotheke),
oder nehmen Sie ein Sitzbad.
Auch ein in Weizengrassaft ge-
tauchter Tampon bringt rasche
Erleichterung. In die Scheide
einführen und alle paar Stunden wechseln. Führen Sie die
Behandlung etwa eine Woche
lang durch, jedoch auf jeden
Fall so lange, bis Sie sich rund-
um wieder wohl fühlen.
Sollten die Beschwerden nicht
nach 24 bis 48 Stunden nachge-
lassen haben, suchen Sie einen
Arzt auf.

**Die Schei-
denflora re-
generieren**

Wechseljahres-
beschwerden

Während der Wechseljahre,
meist zwischen dem 45. und
52. Lebensjahr, schwankt der
Hormonspiegel der Frauen oft
extrem. Während zwei Drittel
der Frauen keinerlei oder nur

leichte Beschwerden haben, erlebt jede dritte Frau dieses Auf und Ab als sehr unangenehm. Sie leidet zum Beispiel unter Abgeschlagenheit, Reizbarkeit, Appetitlosigkeit, Kopfschmerzen, Hitzewallungen, Lethargie, depressiven Verstimmungen.

Das können Sie tun

Eine sanfte »Massage« von Körper und Seele

Weizengrassaft wirkt ausgleichend auf die Funktion sämtlicher Hormondrüsen, zum Beispiel auch auf die Schilddrüse, und damit auf das Gemüt. Manche Frauen, die über Monate hinweg täglich Weizengrassaft getrunken haben, merkten nicht einmal ihren Wechsel. Von einem Monat zum anderen blieb die Menstruation ohne die lästigen Begleiterscheinungen aus.

● Trinken Sie täglich bis zu 90 ml Weizengrassaft.

● Machen Sie hin und wieder Ganzkörperwaschungen mit frischem Saft: Tauchen Sie einen Waschlappen in ausreichend (etwa 120 ml) Weizengrassaft ein. In kreisenden Bewegungen **Belebende Ganzkörper- waschungen** führen Sie den Waschlappen über den gesamten Körper. Beginnen Sie bei den Beinen und Armen. Die Bewegungen führen immer zum Herzen hin. Am Bauch kreisen Sie mehrmals im Uhrzeigersinn – rechts aufsteigend, links absteigend – entsprechend dem Darmverlauf. Lassen Sie den Saft kurz antrocknen. Das belebt den Körper, es prickelt leicht auf der Haut. Danach lauwarm abduschen.

Kleine Wunden

Kleine Schnittwunden, Schürfungen, Blasen, leichte Verbrennungen heilen in drei Viertel der Zeit, wenn sie mit Weizengrassaft behandelt werden. Vor allem ältere Menschen leiden oft an schlecht heilenden Wunden oder offenen Füßen. Weizengras wirkt hier antimikrobiell und entzündungshemmend. Größere Wunden und Verbrennungen gehören in die Hand eines Arztes.

Das können Sie tun

● Bei offenen oder schlecht heilenden Wunden machen Sie alle 2 bis 4 Stunden einen Weizengrassaftumschlag (Seite 39). **Alle paar Stunden den Wickel wechseln** Es dauert etwa 2 Wochen, bis eine deutliche Abheilung zu beobachten ist. Sollte die Wunde nach Wochen noch nicht abgeheilt sein, unterbrechen Sie die Behandlung für einige Zeit. Wenn Sie sich nicht sicher sind, holen Sie sich Rat bei Ihrem Arzt.

● Auch bei kleinen Schnittwunden hilft ein Weizengrassaftumschlag (Seite 39). Schürfungen und Blasen tupfen Sie mit frischem Weizengrassaft ab.

Bei kleineren Verbrennungen

● Kleine Brandwunden baden Sie für 15 Minuten in ausreichend Weizengrassaft. Lassen Sie den Saft antrocknen. Wiederholen Sie die Behandlung alle 2 bis 3 Stunden. Die verletzte Haut regeneriert sich nach wenigen Tagen.

Zahnfleischbluten, Entzündungen am Zahnfleisch

Erkrankungen des Zahnfleisches deuten oft auf schlechte Mundhygiene hin. Während der Menstruation und Schwangerschaft lockert sich jedoch durch die Hormonumstellung das Gewebe der Frau, was zu Zahnfleischbluten führen kann.

Das können Sie tun

● Häufiges Putzen der Zähne und die Reinigung der Zwischenräume mit Zahnseide löst in vielen Fällen das Problem.

Zum Zähne-spülen

● Weizengrassaft verhilft zu festem, gesunden Zahnfleisch auch bei Entzündungen. Spülen Sie täglich nach jedem Zähneputzen – aber wenigstens dreimal – mindestens fünf Minuten lang Ihren Mund mit Weizengrassaft aus. Das Bluten sollte nach wenigen Tagen aufhören, die Entzündung sich nach einer Woche bessern.

Wenn Sie statt etwas Süßem knackiges Obst essen, tun Sie auch etwas für die Gesundheit Ihrer Zähne.

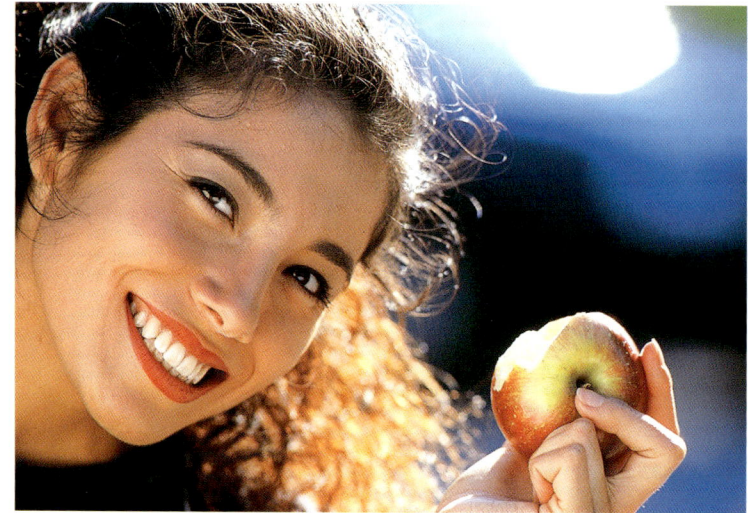

Weizengrassaft als Schönheitsmittel

Wenn Sie Ihre Ernährung auf den Living-Foods-Lifestyle umstellen und regelmäßig Weizengrassaft trinken, tun Sie von innen etwas für Ihr Aussehen. Weizengrassaft können Sie aber auch äußerlich als Pflege- und Schönheitsmittel anwenden.

Zur Haarpflege

● Bei Schuppen massieren Sie sich vor dem Waschen Weizengrassaft ins Haar, 30 ml reichen aus. Lassen Sie den Saft mindestens 1/2 Stunde auf Haar und Kopfhaut wirken. Mit der Zeit verschwinden die Schuppen, fettige Haare werden trockener und fester.

Weizengras stärkt das Haar

● Falls Sie dünnes, schütteres Haar haben, reiben Sie sooft es Ihnen möglich ist Ihre Haare mit Weizengrassaft ein und lassen die Flüssigkeit wenigstens 1 Stunde lang einwirken.

Zur Zahnpflege

● Kauen Sie hin und wieder wie eine Art Kaugummi auf einem Weizengrasbüschel. Das macht die Zähne mit der Zeit strahlend weiß.

Zur Hautpflege

● Baden Sie, wann immer Sie Lust und Zeit haben, in viel Weizengrassaft (mindestens 200 ml dem Badewasser zusetzen). Das strafft und glättet die Haut. Das Bad sollte stets lauwarm sein (nicht heißer als 35 °C), damit der Saft seine Wirkung voll entfalten kann.

Wichtige Aufbaustoffe für die Haut

● Reiben Sie sich nach dem Reinigen hin und wieder mit in Weizengrassaft getunkter Pulpe das Gesicht, den Hals und das Dekolleté ab.
Oder Sie tauchen einen Waschlappen in etwa 60 ml Weizengrassaft und drücken ihn partienweise auf die Haut. Das belebt wunderbar und strafft die Haut bei regelmäßiger Anwendung.
Nach 20 Minuten den angetrockneten Saft abwaschen.

● Hautunregelmäßigkeiten und Pigmentierungen werden durch Weizengrassaft mit der Zeit abgemildert oder verschwinden völlig. Befeuchten Sie die Stellen mit dem Saft und lassen Sie ihn für mindestens 1/2 Stunde aufgetragen. Danach mit lauwarmem Wasser abwaschen.

Bei Unreinheiten und Verfärbungen

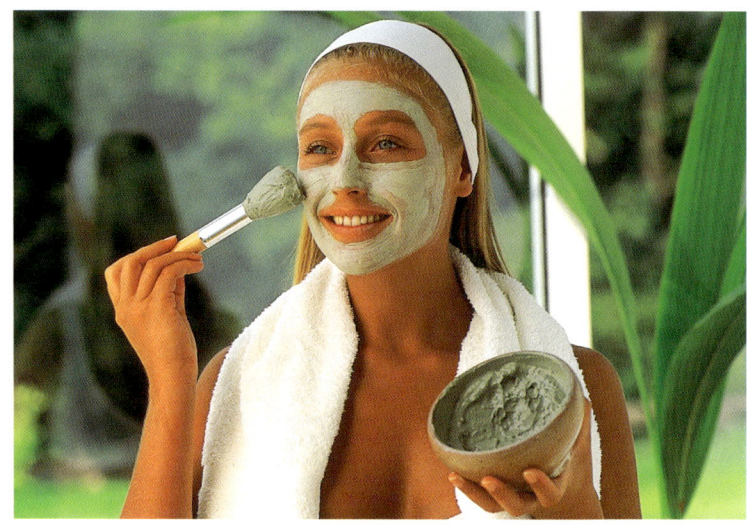

Eine Maske aus Weizen-grassaft, Sprossen und Avocado ist für jeden Hauttyp geeignet.

Vitalisierende Schönheits-maske mit Weizengras

Hängen Sie das Telefon aus, legen Sie Ihre Lieblingsmusik auf. Pressen Sie etwas Weizengras aus (circa 20 ml). Füllen Sie ein Schälchen mit Rejuvelac (Seite 68) und feuchten Sie Ihr Gesicht, Hals und Dekolleté damit an. Rejuvelac öffnet die Poren. Tauchen Sie die Weizengraspulpe in den Weizengrassaft, und tupfen Sie die Flüssigkeit auf die angefeuchtete Haut. Genießen Sie das herrliches Prickeln. Mischen Sie nun wenige Gramm gekeimten und kleingehackten Sesam oder Sonnenblumenkerne (Seite 64) mit dem Fleisch einer Avocado. Diese feste Creme tragen Sie mit der Rückseite ei-

Frischere, glattere und weichere Haut

nes kleinen Löffels auf Gesicht, Hals und Dekolleté auf. Lassen Sie die Masse 1/2 bis 1 Stunde lang einziehen. Mit viel Wasser abwaschen.

Kampf der Cellulitis

Etwa 80 Prozent aller Frauen leiden unter den unschönen Dellen an Oberschenkeln, Gesäß oder Hüfte, Cellulitis oder Orangenhaut genannt. Gelegentlich kommt es auch zu einem unangenehmen Spannungsgefühl.
Diese veränderte Hautstruktur entsteht, wenn der Körper zuviel Säure produziert und in

Das Binde-gewebe als Säurelager

den Zellen zwischenlagert. Vor allem das Bindegewebe ist ein großer »Säurefänger«. Auch die Gene spielen dabei eine Rolle.

Das können Sie tun

● Stellen Sie Ihre Ernährung um auf den Living-Foods-Lifestyle: Verzichten Sie auf Säureproduzenten, wie Fleisch, Fisch, Eier, Käse, Zucker, Weißmehl, Alkohol, Tabak, Fertiggerichte, koffeinhaltige Getränke. Trinken Sie viel Rejuvelac (Seite 68). Er enthält zahlreiche Enzyme und den Radikalenfänger Vitamin E (Seite 14).

● Bewegen Sie sich viel an der frischen Luft und auch täglich auf dem Mini-Trampolin (Seite 88), damit Sie Sauerstoff tanken und Ihre Lymphflüssigkeit ausreichend anregen.

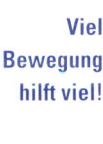

Viel Bewegung hilft viel!

● Weizengras neutralisiert Säure und enthält viele Enzyme und dazu die Radikalenfänger Vitamin E und Selen. Es ist deshalb ein preiswertes und wirksames Anti-Cellulitis-Mittel. Trinken Sie 4 Wochen lang täglich bis zu 150 ml Weizengrassaft. Verzichten Sie in dieser Zeit auf sämtliche Genußmittel und ernähren Sie sich nach dem Living-Foods-Lifestyle. Nach der vierwöchigen Kur reduzieren Sie die tägliche Trinkmenge auf 30 bis 90 ml.

● Reiben Sie Ihren Körper 1- bis 2mal wöchentlich in kreisenden, zum Herz führenden Bewegungen mit einem groben Frottee-Waschhandschuh ab, den Sie vorher in Weizengrassaft getunkt haben. Dafür benötigen Sie etwa 120 ml frischgepreßten Saft. Lassen Sie den Weizengrassaft gut antrocknen. Danach unter der Dusche abbrausen. Das regeneriert die Haut von außen.
Ein sichtbarer Erfolg stellt sich nach ein bis drei Monaten ein.

Auch Massagen fördern die Durchblutung der Haut und den Abtransport von Schlacken.

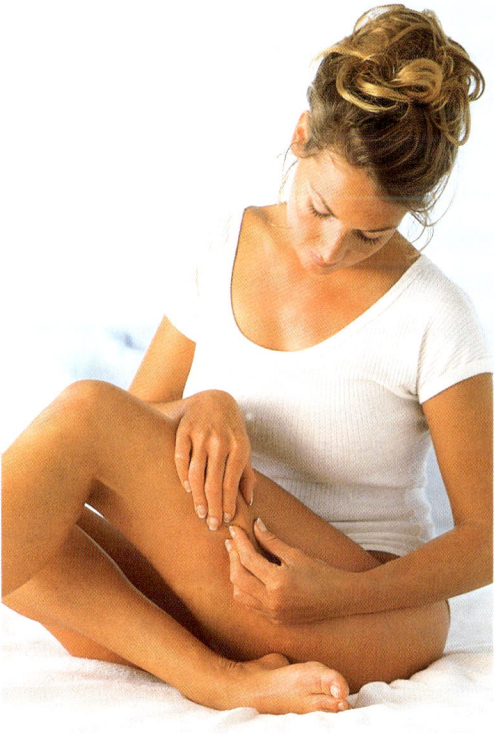

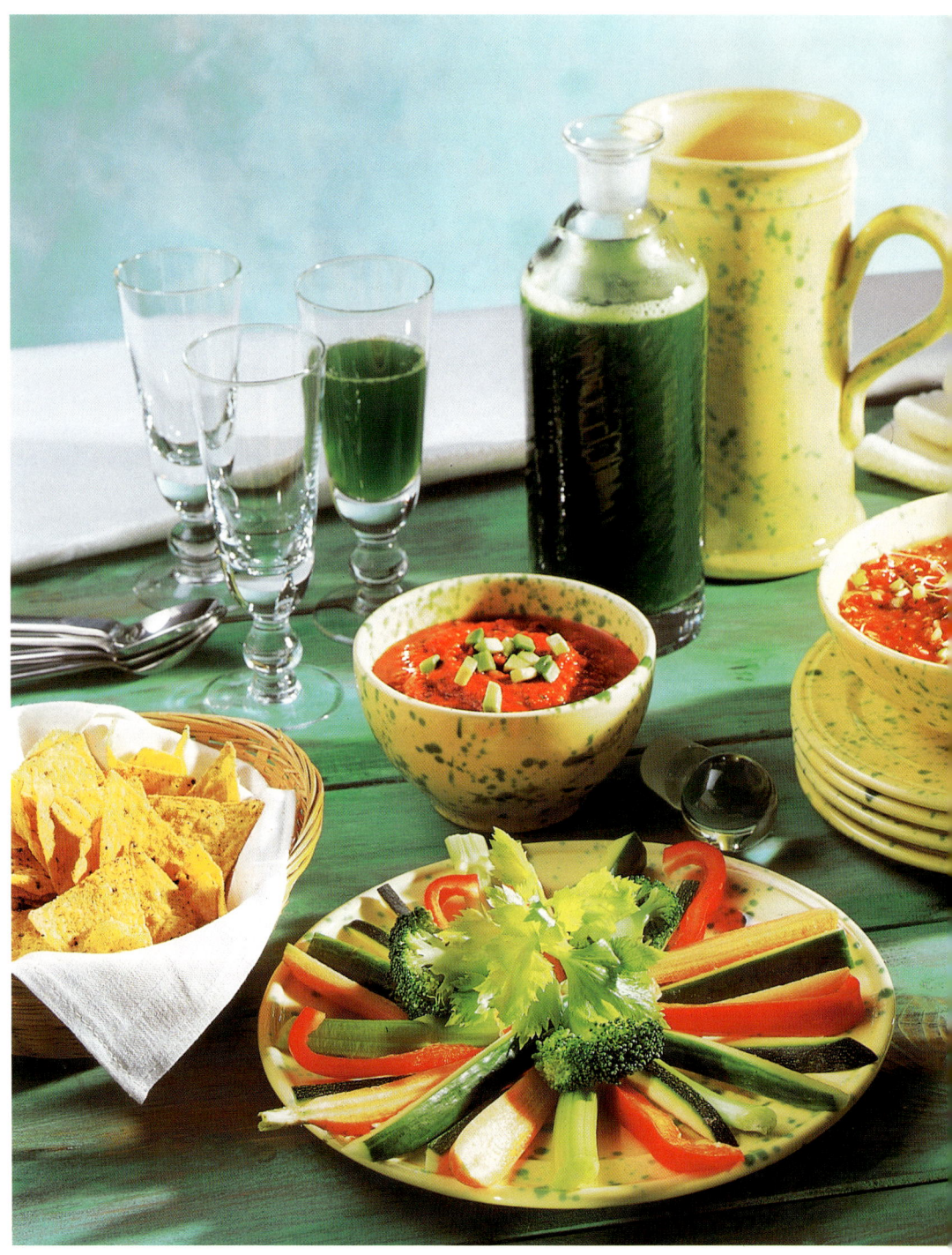

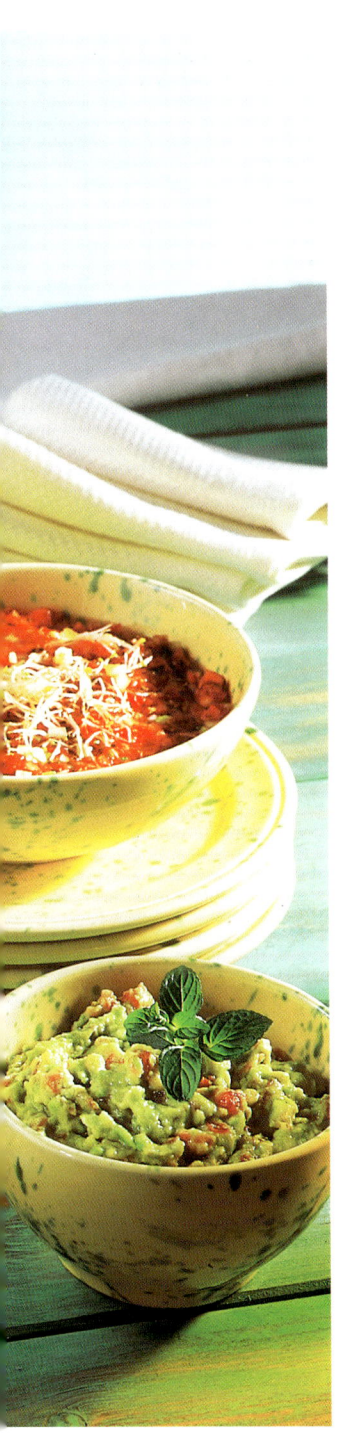

Living-Foods-Lifestyle – alles im Lot

»Der Mensch ist, was er ißt« – diese uralte Weisheit wird von der modernen Medizin bestätigt. Mit einer Ernährung im Living-Foods-Lifestyle können Sie viel für Ihre Gesundheit tun. Dieser neue, vitalere Lebensstil kombiniert Weizengrassaft mit rohen und fermentierten Nahrungsmitteln sowie gekeimten Samen und Nüssen, die sich auf das Wohlbefinden positiv auswirken und die Selbstheilungskräfte ganzheitlich anregen. Die leckeren Rezepte in diesem Kapitel machen es Ihnen leicht, sich darauf einzulassen. Ergänzend finden Sie hier entspannende, aber auch anregende Übungen, die Ihnen dabei helfen, krankmachenden Streß abzubauen und fit zu bleiben.

Der eigene Sprossengarten

Selbstkeimen ist heute wieder in: Bioläden, gut sortierte Haushaltswarengeschäfte und Kaufhäuser bieten die verschiedenen Sprossengärten zusammen mit meist kleinen, dafür teuren Samen- und Bohnentütchen an. Wenn Sie sich einen Sprossengarten kaufen, gehen Sie am besten genau nach der beigegebenen Anleitung vor. Wollen Sie das Keimen jedoch erst einmal ausprobieren, bevor Sie richtig einsteigen, geht das ganz einfach. Welche Keimlinge Sie ziehen, hängt von Ihrem Geschmack ab. Die Chinesen schätzen besonders die Mungbohne, die Japaner Soja. Probieren Sie alles aus,

was Sie bekommen können: von Alfalfa über Buchweizen, Getreide, Hülsenfrüchten, Kürbiskernen bis hin zu Sonnenblumenkernen. Sie werden erstaunt sein, was sich aus einer Handvoll Samen in ein paar Tagen entwickelt. Spielen Sie mit den verschiedenen Geschmacksrichtungen und entscheiden Sie, welche Mischungen Ihren Speiseplan bereichern.
Für Ann Wigmore gab es sieben unübertroffene Keimlinge und Salatgrün: Weizengras – der Sieger – Alfalfa appetitanregend, Linsen köstlich, saftiges Sonnenblumen-Salatgrün, süßer Sesam, kräftige Mungbohne und gehaltvoller Buchweizensalat.

Das brauchen Sie zum Keimen

● Zum Vorkeimen brauchen Sie große Gläser. 1 l-Einweckgläser ohne Deckel eignen sich besonders gut, große Bierkrüge tun's auch. Wenn Sie Rejuvelac herstellen wollen, nehmen Sie am besten ein 2 l-Einweckglas für die Weizensprossen.
● Hinzu kommen kleine Vierecke aus Vlies oder Gaze (Kaufhaus, Traveller Shop, Apotheke) zum Abdecken der Gläser (oder große Stofftaschentücher) und feste Gummis.
● Eine schräge Ablage, zum Beispiel Ihre Geschirrablage, ist ebenfalls sehr nützlich.
● Frisches, lauwarmes, ungechlortes Wasser.
● Je nach Größe der Körner 1 bis 3 Handvoll Samen, Getreide oder Bohnen. Normalerweise sollten kleine Körner gerade den Boden bedecken, größere nicht mehr als 1/8 des Glases einnehmen. 1 Pfund Alfalfa beispielsweise ergibt ungefähr 8 Pfund Sprossen.

Extra-Tip

Haben Sie wenig Platz in der Küche, bewähren sich zum Keimen auch selbstgenähte Säckchen aus weißer Gaze (27 x 29 cm). Die hängen Sie einfach an Haken über der Spüle. Zum Waschen das Säckchen inklusive Inhalt in eine Schüssel mit Wasser geben und gut durchschwemmen. Danach hängen Sie es wieder an den Haken.

So wird's gemacht

● Waschen Sie die Körner gründlich, um Staub und Unreinheiten zu entfernen.
● Füllen Sie die Körner in ein Glas und gießen Sie sie mit fast lauwarmem Wasser auf.
● Decken Sie das Glas mit Gaze oder Vlies zu, und befestigen Sie diesen »Deckel« mit einem Gummi. Lassen Sie die Körner einige Stunden beziehungsweise über Nacht einweichen (Einweichzeit siehe Sprossenkalender Seite 66). Nüsse sind ausreichend eingeweicht, wenn sich oben eine kleine Keimspitze herausschiebt, und können zum Beispiel zu

Käse oder Nußjoghurt und Dressings verarbeitet werden.
● Nach dem Einweichen entfernen Sie den Deckel, gießen das Wasser ab (nicht verwenden, denn es enthält die gelösten Hemmstoffe) und waschen die Körner.
● Setzen Sie den Deckel wieder auf. Legen Sie das Glas mit dem Deckel nach unten zum Abtropfen und Keimen schräg auf eine Ablage.

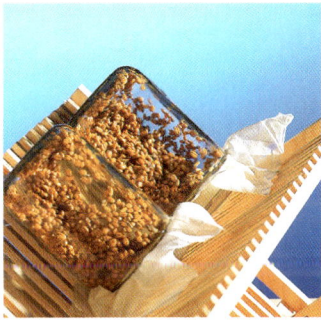

● Waschen Sie die Körner morgens und abends und lassen Sie sie abtropfen. Nach einigen Tagen entwickeln sich kräftige Keime. Die Keimdauer hängt von der Wärme und der Mondphase ab (länger bei abnehmendem Mond). An der Wasseroberfläche schwimmende Körner abfischen, denn diese werden nicht sprießen. Bei Hülsenfrüchten wie Linsen steigen die leeren

Hüllen ebenfalls beim Waschen nach oben und können leicht entfernt werden.
● Achten Sie darauf, daß die Sprossen genug Wasser und Luft bekommen. Zuviel Feuchtigkeit läßt sie verrotten, zuwenig vertrocknen.
● Winzige Körner wie Alfalfa können zusammenbacken. In diesem Fall waschen Sie die Körner in einer großen Schüssel. Dabei lösen sich auch die Hüllen.
● Ernten Sie die Sprossen nach 1 bis 5 Tagen (Keimdauer siehe Seite 66). Bohnensprossen sollten kräftig und groß sein (zweimal so groß wie die Bohne selbst), damit alle Hemmstoffe ausgeschaltet sind.

Salatgrün ziehen

● Für Salatgrün folgen Sie den Anleitungen für Weizengras (Seite 32), mit einem Unterschied: Die Körner setzen Sie sofort in die Erde ein, sobald sie zu sprießen beginnen. Die Sprossen brauchen etwa 7 bis 12 Tage an einem lichten Platz, um Salatgrün zu entwickeln. Sonnenblumenkerne müssen für Salatgrün noch ihre schwarzen Hüllen besitzen. Bitte kein Vogelfutter nehmen!

Sprossenkalender

Sorte	Ein-weichzeit	Menge	Keim-dauer	Hinweise	paßt für
Alfalfa (Luzerne)	4 bis 6 Stunden	3 EL	4 bis 5 Tage	2 Tage vor Ernte ins Licht stellen	Salate, Sandwiches, Säfte, Suppen, Dressings
Azuki-bohnen (rote Soja-bohnen)	12 Stunden	200 g	etwa 5 Tage	unkompliziert: Sprosse und Salat	Salate, Sandwiches, Pürees
Bocks-hornklee	8 Stunden	100 g	3 bis 5 Tage	leicht bitter, mit anderen Sprossen mischen	besonders gut mit Curry in: Suppen, Salaten, Pürees
Buch-weizen	3 bis 4 Stunden	100 g	1 bis 4 Tage	schmeckt mild und nussig	Müsli, Aufstriche, Suppeneinlage, Salate
Hafer	10 Stunden	200 g	2 bis 3 Tage	wichtig: gute Keim-fähigkeit der Kör-ner, keimt schwer	Müsli, Brot, Plätz-chen, Suppen, Körnergerichte
Hirse	6 bis 8 Stunden	200 g	2 bis 3 Tage	ungeschälte Hirse verwenden	Müsli, Fladen, Suppen, Salate
Kicher-erbsen	12 Stunden	200 g	3 Tage	mit Linsen oder Weizen mischen, auch allein lecker	Dips, Sandwich-Aufstriche, Fladen
Linsen	12 Stunden	100 g	3 bis 5 Tage	erdiger Geschmack, als Sprosse und Salat lecker; rote Linsen sind ge-schält und keimen schlecht	Salat, Suppen, Auf-striche, Pasten, Fladen, Pürees
Mais	12 Stunden	200 g	2 bis 3 Tage	süßen Mais, aber kein Popcorn neh-men	Müsli, Fladen, Snacks, Körnermahl-zeiten, Plätzchen
Mandeln	48 Stunden	200 g	weiterver-arbeiten	schwillt nur an, sprießt nicht richtig	Nußkäse, Nuß-joghurt, Nußmilch, Dressings, Soßen, Desserts

Sprossenkalender

Sorte	Ein-weichzeit	Menge	Keim-dauer	Hinweise	paßt für
Mung-bohnen (grüne Soja-bohnen)	12 Stunden	100 g	3 bis 5 Tage	im Dunkeln züch-ten; beim Wässern 1 Minute in kaltem Wasser waschen	Suppen, Salate, Sandwiches, Säfte, Pürees
Radies-chen-samen	4 bis 6 Stunden	50 g	4 bis 5 Tage	schmeckt scharf, mit anderen Spros-sen mischen	Salate, Sandwiches (mexikanisch), Suppen, Dressings
Reis	24 Stunden	200 g	4 bis 5 Tage	schmeckt kräftig; zu kurz gewässert schmeckt er bitter	Salate, Plätzchen, Fladen, Suppen, Suppeneinlage
Senf-samen	4 bis 6 Stunden	50 g	4 bis 5 Tage	schmeckt scharf, mit anderen Spros-sen mischen	Salate, Sandwiches (orientalisch), Sup-pen
Sesam	8 Stunden	200 g	bis zu 2 Tage	winzige Sprossen; wird bitter, wenn zu lange einge-weicht	Dressings, Salate, Müsli, Desserts, Nußmilch, Nußkäse
gelbe Soja-bohnen	12 Stunden	100 g	2 Tage	oft waschen	Suppen, Sojamilch, Salate
Sonnen-blumen-kerne	24 Stunden	200 g	1 bis 3 Tage	weniger Fett als in Mandeln	Dressings, Salate, Nußmilch, Nußkäse Nußjoghurt, Desserts
Weizen	8 bis 10 Stunden	200 g	3 bis 4 Tage	für Weizengras Hartweizen, für Sprossen und Rejuvelac normalen Weizen verwenden	Salate, Müsli, Plätzchen, Desserts, Rejuvelac, Suppen, Weizenmilch, Fladen

Rejuvelac – verjüngt und gibt Power

Rejuvelac – den fermentierten Saft aus gekeimten Weizenkörnern – können Sie pur trinken oder zu Soßen und anderen Speisen weiterverarbeiten. Mit Rejuvelac behandelte Nahrungsmittel oxidieren nicht. Alle Inhaltsstoffe bleiben erhalten und sind sehr leicht verdaulich. Die Aufbaustoffe aus den Lebensmitteln erreichen schnell die angeschlagenen Zellen und sind durch den Rejuvelac zusätzlich mit Nährstoffen aus dem Weizen, zum Beispiel den wasserlöslichen Vitaminen B und C angereichert.

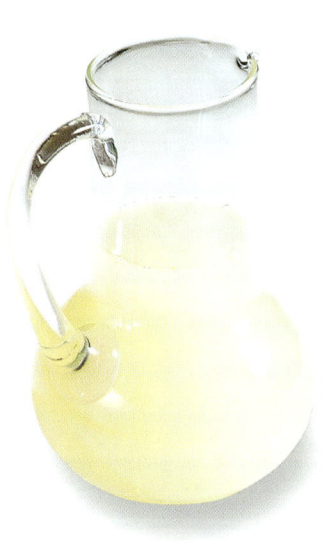

So wird's gemacht

● Sie brauchen normalen Weizen, keinen Hartweizen (Naturkostladen). Andere Getreidesorten haben sich nicht sonderlich bewährt.
● Nehmen Sie etwa 150 bis 200 g Weizen, weichen Sie ihn 8 bis 10 Stunden ein und lassen Sie ihn einige Tage keimen (Anleitung Seite 64). Wenn sich Keimlinge entwickelt haben, die mindestens 1 1/2 bis 2mal so lang sind wie die Körner, kann das Fermentieren beginnen.
● Waschen Sie die Körner 3mal sorgfältig in frischem Wasser. Reinigen Sie auch das Glas mit klarem Wasser (nicht mit Spülmittel!).

Das Fermentieren

● Fügen Sie zu dem gekeimten Weizen 2- bis 3mal soviel Wasser hinzu. Messen Sie das ungefähr ab, 2 Fingerbreit Weizen brauchen 4 bis 6 Fingerbreit Wasser.
● Decken Sie das Glas mit Gaze zu, und befestigen Sie es mit Gummi. Stellen Sie es bei Zimmertemperatur für mindestens 48 Stunden beiseite. Nach meiner Erfahrung sind in unseren Breitengraden 3 Tage gerade richtig.

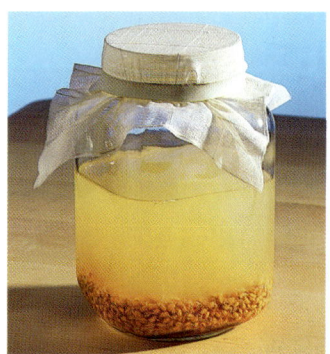

● Der Rejuvelac hat dann oben etwas Schaum, bildet Blasen oder besitzt eine kleine Haut. Er perlt leicht. Der Geschmack ist etwas sauer und erinnert entfernt an Sauerkrautsaft. Der Geruch ähnelt dem frischer Hefe.
● Gießen Sie den Saft durch ein Sieb in ein anderes Gefäß. Stellen Sie den Rejuvelac in den Kühlschrank, gekühlt schmeckt er am besten.
● Lassen Sie soviel Flüssigkeit im Glas zurück, daß die Weizenkörner gerade noch bedeckt sind. Und geben Sie frisches Wasser hinzu.
● Die zweite Fermentation dauert nur noch etwa 24 bis 30 Stunden. Dann wiederholen Sie das gleiche wie am Vortag und setzen einen dritten und letzten Rejuvelac an. Die Weizenkörner sind danach völlig ausgelaugt und gehören in den Abfall.

Essen Sie sich fit und gesund

Die Living-Foods-Life-Küche

Auf den ersten Blick erscheint Ihnen vielleicht die Living-Foods-Life-Küche kompliziert. Das ist sie aber überhaupt nicht, wenn Sie erst einmal mit den Zeitabläufen des Keimens und der Zubereitung vertraut sind. Dann nämlich werden Sie merken, daß es in dieser Küche einfach und schmackhaft zugeht. Und Sie wissen genau, was in Ihren Mahlzeiten steckt. Ein weiteres Plus: Sie geben wesentlich weniger Geld fürs Essen aus.
Wenn Sie Ihre Lebensweise ganz auf den Living-Foods-Lifestyle umstellen wollen, folgen Sie zu Anfang am einfachsten dem vorgeschlagenen Wochenplan für eine Weizengras-Living-Foods-Woche auf Seite 90. Oder Sie probieren zunächst einzelne Rezepte aus (Seite 72 bis 82) und stellen sich Ihren Speiseplan nach Ihren Vorlieben zusammen. Achten Sie darauf, sich in etwa an die Ernährungsempfehlung zu halten (Kasten).
Frisches, organisch angebautes Obst und Gemüse kann gemeinsam mit Weizengras ein »Powermittel« sein. Chemische Zusätze beim Anbau wie Schädlingsbekämpfungsmittel oder Unkrautvernichter bleiben in Spuren in den Lebensmitteln und belasten den Körper. Deshalb sollten Sie Nahrungsmittel aus kontrolliert biologischem Anbau bevorzugen.

Das brauchen Sie pro Tag

Damit Sie täglich alle lebenswichtigen Nähr- und Vitalstoffe erhalten, sollten Sie etwa folgende Mengen essen:
- 2 bis 5 Stück Frischobst und 50 g eingeweichtes Trockenobst
- 2 große Salate täglich, einschließlich verschiedener Salatgemüse (zum Beispiel Spinat, Mangold, Brokkoli) und Sprossen
- insgesamt etwa 800 g Sprossen: etwa 600 g frische Sprossen (Mungbohnen, Buchweizen, Alfalfa, Hülsenfrüchte, Sonnenblumenkerne ...) und etwa 200 g Getreide-Sprossen im Brot, im Müsli oder im Salat
- 100 bis 250 g Nußkäse, Nußjoghurt, Nuß- und Getreidesoße
- etwa 1 l Rejuvelac
- 1 Portion Energy-Suppe oder 1 bis 2 grüne Gemüsesäfte, hin und wieder Karotten- und andere Gemüsesäfte trinken, Fruchtsäfte seltener zubereiten
- etwa 2 EL Dulse, Kelp oder andere Algensorten den Lebensmitteln beimischen, außer Ihr Arzt rät davon ab!
- trinken Sie 30 bis 90 ml Weizengrassaft
- für zusätzliche Kalorien 3- bis 4mal in der Woche Avocado und Nüsse.

Abwechslungsreich essen

Solange Sie Ihre Mahlzeiten phantasievoll variieren, können Sie soviel essen, bis Sie satt sind. Werden Sie zwischen den Mahlzeiten hungrig, greifen Sie zu Frischobst, Trockenobst, Rejuvelac oder einem Pausensnack.

Falls Sie abnehmen wollen, essen Sie weniger Trockenfrüchte, süßes Frischobst und Nüsse. Nehmen Sie jedoch leicht ab, essen Sie mehr Nüsse und Samen, Avocados und süße Früchte, auch Trockenobst.

Gelüstet es Sie nach einer gebackenen Kartoffel, so ist das nicht weiter schlimm. Machen Sie sich dann ohne schlechtes Gewissen über eine leckere Portion Ofenkartoffeln her. Nur bei Süßem sollten Sie strikt sein: Bei Lust auf Schokolade oder einen süßen Pausensnack, knabbern Sie selbstgetrocknete Früchte wie Bananen, Ananas oder Mangos.

Algen – das Salz aus den Meeren

Im Living-Foods-Lifestyle kommt kein Salz auf den Tisch. Die Gerichte sind trotzdem schmackhaft und würzig. Gesalzen wird mit Algen, vor allem mit der zarten Rotalge Dulse und dem kräftigen Seetang Kelp, einer Braunalge. Andere Algenarten sind jedoch genauso gut. Algen enthalten viele Mineralstoffe, Spurenelemente, Vitamine und Eiweiße, schmecken salzig-würzig und haben eine starke Heilkraft, zum Beispiel senken sie den Blutdruck und stärken die Abwehrkräfte. Frisch oder schonend getrocknet schmecken Algen am besten. Sie können Algen in Asia- und Bioläden und Reformhäusern kaufen. Haben Sie kein Geschäft in Ihrer Nähe, geht es auch über den Versand (Seite 94).

Besondere Utensilien

In der Living-Foods-Life-Küche brauchen Sie einige zusätzliche Geräte, zum Beispiel eine Getreidemühle, einen Entsafter und eine Beerenpresse, die sich aber rasch bezahlt machen. Diese Geräte gibt es auch kombiniert (zum Beispiel »Green Power«, Bezugsadressen Seite 94). Einen Mixer haben Sie sicher schon. Auch er ist fast täglich im Einsatz.

Sprossen aus dem Laden

Sie haben es oft eilig und nicht genügend Platz, um so viele Keimlinge und Sprossen zu ziehen? Das macht nichts. In vielen gut sortierten Gemüseläden finden Sie Sprossen Ihres Geschmacks, zum Beispiel einzeln verpackt feine Luzerne, scharfe Radieschen- und Sojasprossen oder Sprossen-Mix. In Bioläden und Reformhäusern finden Sie ebenfalls eine reiche Auswahl an Sprossen. Probieren Sie die verschiedenen Arten aus, und stellen Sie dann zusammen, was Ihnen am besten geschmeckt hat.

Die Speisen richtig kombinieren

Normalerweise machen wir uns nicht viele Gedanken, ob das, was wir essen, auch wirklich bei der Verdauung zusammenpaßt. Aber stärkehaltige Nahrungsmittel brauchen zum Beispiel basenreiche Verdauungssäfte. Schon im Mund beginnen die Säfte die Stärke in Mehrfach- und Einfachzucker umzuwandeln. Eiweiß dagegen benötigt die sauren Magensäfte, damit es aufgespalten wird. Sie können Verdauungsprobleme vermeiden, wenn Sie beim Zusammenstellen Ihrer Mahlzeiten ein paar einfache Regeln beachten.

Diese Trennung von stärke- und eiweißreichen Nahrungsmitteln erinnert sehr an die Haysche Trennkost. Ann Wigmore ließ sich in ihrem Konzept von dieser Ernährungsweise anregen. Was bei ihr ganz neu ist, sind die vielen, reichhaltigen, fermentierten Nahrungsmittel.

Was Sie beim Essen beachten sollten

● Kombinieren Sie nie konzentrierte eiweißhaltige Kost mit konzentriert kohlenhydratreicher.
● Wenn Sie Früchte essen, vermeiden Sie die Verbindung von sauren und süßen Früchten (Kasten Seite 72). Zwetschgen sind sauer, getrocknete Pflaumen süß!
● Weichen Sie getrocknete Früchte immer ein, bevor Sie sie verzehren. Einweichwasser mit verwenden.
● Soßen aus Avocado, Nüssen oder Samen mischen Sie sorgfältig mit Sprossen, Salatgrün und Gemüse.

● Vermeiden Sie zuviele Zutaten während einer Mahlzeit. Über den Daumen gepeilt: Maximal acht verschiedene Gemüse, Keimlinge und Salatgrün.
● Vermeiden Sie Brot, gekeimtes Getreide oder Getreidechips zusammen mit sauren Früchten.
● Melone ist immer eine Mahlzeit für sich!
● Essen Sie rohe Lebensmittel, bevor Sie Gekochtes auftragen.
● Als Faustregel gilt: mindestens 75 Prozent auf Ihrem Speiseplan sollte ungegart sein.
● Ihre Hauptmahlzeit sollte am Mittag sein.

Leckere und gesunde Kombinationen

Gruppe I: viel Eiweiß	Gruppe II: viele Kohlenhydrate	Gruppe III: grünes Gemüse	Gruppe IV: mäßig Kohlenhydrate
Nüsse, ölhaltige Samen (zum Beispiel Sesam, Sonnenblumenkerne), Avocado, Kokosnuß, Fleisch, Fisch, Milchprodukte	Kartoffeln, Getreide, Bohnen, Hülsenfrüchte, Kürbis, Artischocken, Mais	Brokkoli, Mangold, Spinat, Keimlinge, Zucchini, Paprika, Sellerie, Gurke	alle Kohlarten (zum Beispiel Weißkohl, Blumenkohl), Wurzelgemüse (zum Beispiel Karotten, Schwarzwurzel), Tomaten, Zwiebeln

Nehmen Sie Lebensmittel aus der Gruppe II und III. Auch Gemüse aus der Gruppe III und Gruppe IV passen optimal zusammen. Aber: Nahrungsmittel aus der Gruppe I und II nicht zur selben Mahlzeit servieren.

Früchte richtig kombinieren

sauer	halbsauer	süß
Ananas, Erdbeere, Orange, Zitrone, Zwetschge	Apfel, Aprikose, Birne, Kirsche, Pfirsich	Banane, Feige, Backpflaume, Kakifrucht, Trockenobst

Essen Sie saure und halbsaure Früchte miteinander, ebenso wie süße und halbsaure. Die Extreme sauer und süß passen nicht zusammen.

Flüssige Muntermacher

Frische Säfte sind besonders geeignet, morgens oder zwischendurch Energie zu tanken. Weil die Vitalstoffe sich schnell zersetzen, sollten alle Säfte nicht länger stehen, sondern sofort serviert werden.

Weizengrasdrinks

Weil Weizengras so schnell oxidiert, bereiten Sie in der Regel erst die anderen Zutaten zu. Dann erst den Weizengrassaft.

Zutaten jeweils für 1 Person.

Klassiker
● Sehr erfrischend
2 mittelgroße Äpfel • 60 g Weizengras

Kleine Apfelschnitze können Sie in die Beerenpresse füllen. Weizengras dazugeben und auspressen. Bei größeren Mengen ist es praktischer, die Äpfel in einem Entsafter auszupressen, Weizengrassaft dazumischen.
Süße Variante:
Wollen Sie es etwas süßer, nehmen Sie eine Handvoll kernlose Weintrauben, die Sie nach dem Weizengras in die Beerenpresse geben.

Powerdrink
3 mittelgroße Karotten • 100 g gemischte Sprossen und Salatgrün • 50 g Weizengras

Karottensaft mit einem Entsafter herstellen. Danach die Sprossen, dann das Weizengras in eine Beerenpresse füllen und auspressen. Mischen, servieren.

Gemüse-Mix
3 mittelgroße Karotten • 2 lange Stengel Bleichsellerie • 5 Stengel Petersilie • 60 g Weizengras

Karotten und Bleichsellerie in Entsafter geben, die übrigen Zutaten in die Beerenpresse. Zuletzt alles gut verrühren.

Rote-Bete-Gurken-Mix
1/2 Knolle Rote Bete • 1/2 große Gurke, geschält, in Stücken • 60 g Weizengras

Rote Bete in kleine Stücke schneiden. Bei angeschlagener Gesundheit die Samen der Gurke ausschaben (sind schwer verdaulich). Dann nacheinander die Zutaten in der Beerenpresse entsaften. Das Weizengras kommt zuletzt, aufrühren.

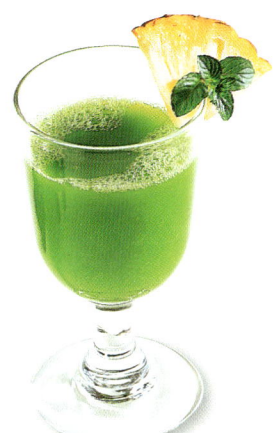

Fruchtdrink

1/4 Ananas, geschält, in
Stücken • 60 g Weizengras •
3 Blätter frische Minze

Ananas im Entsafter auspressen, Weizengras in der Beerenpresse. Mischen. Im Sommer ein paar zerstoßene Eiswürfel daruntergeben, ansonsten mit wenig Wasser aufmischen. Mit Minze garnieren.

Frucht- und Gemüsesäfte

Äpfel, Grapefruits, Karotten, Trauben, Tomaten und andere Früchte und Gemüse schmecken frisch gepreßt für sich allein köstlich, während Petersilie, Rote Bete, Sellerie oder Spinat einen zu herben Geschmack haben, um pur

getrunken zu werden. Mischt man letztere jedoch in kleinen Mengen unter milde Gemüse oder Früchte, geben sie dem Getränk eine ganz besondere Note.

Zutaten jeweils für 1 Person.

Tomatentrunk

1 kleine Stange Bleichsellerie •
2 mittlere Tomaten • 1 Messerspitze Algen, zum Beispiel Dulse • 1 Prise Pfeffer

Zunächst den Sellerie im Entsafter auspressen, danach die Tomaten, mit Algen und Pfeffer würzen.

Beerentraum

2 Orangen • 250 g Erdbeeren

Orangen im Entsafter auspressen, Erdbeeren entstielen, durch die Beerenpresse drehen, alles miteinander mixen.

Rezepte für jeden Tag

In der Küche des Living-Foods-Lifestyles ist Phantasie gefragt. Lieben Sie es würzig-

scharf oder lieber mild und süß? Je nachdem suchen Sie Ihre Lieblingszutaten zu den einzelnen Gerichten aus. Die Mengenangaben sind oft nicht genau festgelegt, weil es auf den Geschmack und den Hunger des einzelnen ankommt.

Das Neue und Überraschende am Living-Foods-Lifestyle sind mit Rejuvelac (Seite 68) gemixte Gemüse und Früchte, Keimlinge, Sprossen, Nüsse und fermentierte Lebensmittel. Bei einem angeschlagenen Immun- und Verdauungssystem pürieren Sie sämtliche Zutaten mit fast der gleichen Menge Rejuve-

Avocado – eine besondere Frucht

Die kräftige Avocado ist bei uns zu Unrecht als Dickmacher gefürchtet. Im Living-Foods-Lifestyle ist diese Frucht wegen ihrer wertvollen Inhaltsstoffe geschätzt: sie enthält viel Kalium, Vitamin A, C und E sowie hochwertige ungesättigte Fettsäuren, die der Körper braucht. Vielen Speisen gibt sie als Bindemittel den letzten Schliff.

lac zu einem Brei, damit der Körper die Nahrung leichter verarbeiten kann. Lieben Sie Kost mit Biß, schneiden, hacken oder raspeln Sie viele der Zutaten mit mehr oder weniger Rejuvelac.

Frühstück

Als Entree zum Frühstück eignet sich besonders einer der Säfte (Seite 72). Auch frische Früchte sind ein guter Start in den Morgen. Nehmen Sie Obst der Saison. Probieren Sie – auch für Müsli – hin und wieder Khaki, Papaya oder Mango, wenn dieses Obst preiswert ist. Essen Sie Melone nur für sich oder mit anderen Melonensorten gemischt (Seite 72).

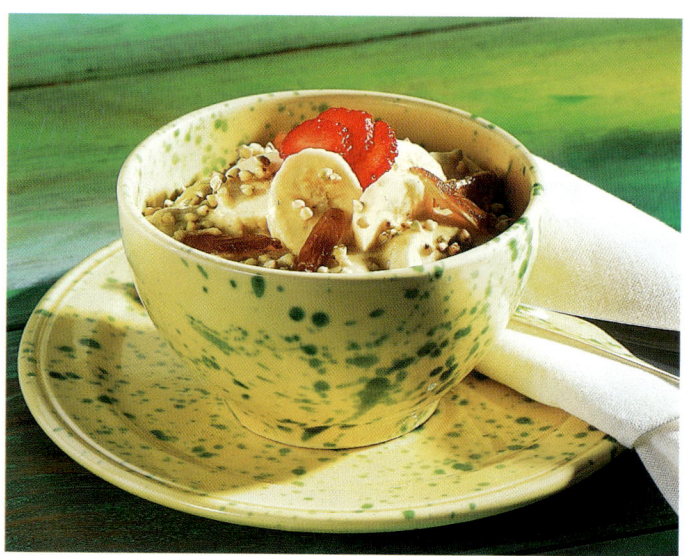

Müsli – Grundrezept
Zutaten für 1 Person:

1 bis 2 Handvoll verschiedener Sprossen (Buchweizen, Hirse, Hafer, Weizen) • kleingeschnittene Früchte je nach Saison • 2 EL Mandeln (48 Stunden eingeweicht), Sesam (8 Stunden eingeweicht, über Nacht gekeimt) oder Sonnenblumenkerne (24 Stunden eingeweicht) • einige frische oder getrocknete Feigen, Datteln und Rosinen

Geschälte Mandeln, Sesam oder Sonnenblumenkerne kleinhacken oder im Mixer mit Rejuvelac cremig rühren. Zum Süßen nach Geschmack Datteln, Feigen oder Rosinen kleinschneiden oder pürieren. Alle Zutaten vermischen. Wählen Sie aus den verschiedenen Zutaten aus. Wechseln Sie täglich ab.

Das mögen Kinder morgens gern
Zutaten für 4 Personen:

100 g Mandeln (48 Stunden eingeweicht) • 30 bis 50 ml Rejuvelac • 100 g getrocknete Datteln (24 Stunden einge-

weicht) • 200 g Buchweizen (3 Stunden eingeweicht) • 2 Bananen in Scheiben

Mandeln für 2 Minuten in kochend heißes Wasser geben und schälen. Mit Rejuvelac pürieren, bis eine cremige Masse entsteht. In eine Schüssel füllen. Die Datteln entsteinen und mit dem Einweichwasser im Mixer verrühren, die Bananen untermischen, zur Mandelcreme geben. Buchweizen in kleine Schüsseln füllen, Creme darübergießen und alles miteinander vermischen. Natürlich können Sie statt der Bananen auch andere frische Früchte verwenden.

Frühstücksbrei für den empfindlichen Magen

Zutaten für 1 Person:

*50 g Buchweizen-, Weizen-
oder Hafersprossen • 30 bis
40 ml Rejuvelac • 1/2 Papaya
(alternativ geriebener Apfel) •
eventuell 1/2 Handvoll Rosinen*

Über Nacht Rosinen einweichen. Am nächsten Morgen
die Papaya schälen, entker-
nen und in Stücke schnei-
den. Pürieren Sie alle Zutaten
mit dem Rejuvelac im Mixer.
Wollen Sie es etwas süßer,
geben Sie die eingeweichten
Rosinen samt Wasser hinzu.

Milch, Käse, Joghurt

Sie können alle Nüsse zum
Fermentieren verwenden.
Mandeln sind besonders fett,
aber sehr lecker. Sonnenblumenkerne sind auch köstlich
und weniger gehaltvoll.
Beim Keimen der Nüsse rich-
ten Sie sich nach dem Sprossenkalender (Seite 66). Wenn
sich an der Nuß eine kleine
Spitze formt, hat sie ausreichend gekeimt.

Nußmilch
*200 g Mandeln (48 Stunden
eingeweicht), Sonnenblumen-*

Grundrezept zum Fermentieren

● Das Einweichwasser der Nüsse wegschütten. Mandeln
2 Minuten in kochend heißes Wasser geben und schälen.
Nüsse mit Rejuvelac im Mixer zu einer cremigen Masse
verrühren, dabei zuerst wenige Nüsse, die mit dem Rejuvelac bedeckt sind, pürieren, nach und nach die restli-
chen Nüsse zugeben. Immer mit geringer Geschwindig-
keit beim Mixer anfangen und nur kurz hochdrehen.
● Die fertige Masse in ein Gazesäckchen füllen und auf-
hängen. Ein Gefäß darun-
terstellen, das die Milch
auffängt. Bei Zimmertem-
peratur fermentieren lassen.
● Die aufgefangene Milch
können Sie mit Früchten
zu einem Milchshake pürieren, eventuell mit etwas
Wasser aufgießen. Beson-
ders lecker ist Bananen-
Mandel-Milch.

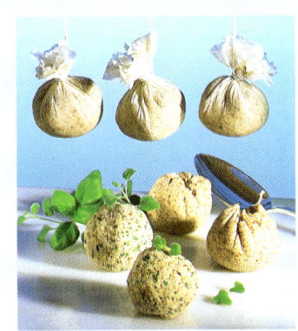

*kerne (24 Stunden eingeweicht)
oder Sesam (8 Stunden gewässert und 8 Stunden gekeimt) •
200 ml Rejuvelac*

Die Nüsse nach Grundrezept
3 bis 5 Stunden lang fermentieren lassen. Zum Schluß
die Masse kräftig auspressen,
den festen Rest als Nußkäse
weiterverwenden (rechts).
Wenn Sie gerade keine Nüsse
haben, können Sie auch Weizensprossen mit Rejuvelac
(ebenfalls 200 g auf 200 ml)
verrühren (oder durch eine

Getreidemühle pressen), fermentieren und die abtrop-
fende Flüssigkeit wie Milch
verwenden. Die feste Masse
verarbeiten Sie zu Nußkäse.

Nußkäse
Dieser Nußkäse ist vielfältig
verwendbar, in Suppen, Salaten, als Aufstrich.

*200 g Nüsse, eingeweicht •
100 ml Rejuvelac • Gewürze
nach Belieben: Basilikum, Oregano, Dulse, Knoblauch*

Die Nüsse nach Grundrezept 3 bis 8 Stunden fermentieren lassen. Dann die gehackten Gewürze unter den Käse mengen. Einen kleinen Ball formen, im Kühlschrank in Folie aufbewahren. Bleibt 5 Tage lang frisch.

Nußjoghurt

● Für Suppen, Soßen, Salate
● Zu Früchten
300 g eingeweichte Nüsse ●
300 ml Rejuvelac ● Eventuell
Gewürz nach Belieben: süß mit
Datteln, Feigen, Honig, sonst
mit Kräutern oder Algen

Die Nüsse mit dem Rejuvelac pürieren. Die cremig gerührte Masse in ein Glas füllen, mit einem Gaze- oder Vliesviereck abdecken und 4 bis 6 Stunden bei Zimmertemperatur fermentieren lassen. Eventuell würzen.
Den fertigen Joghurt im Kühlschrank aufbewahren.

Für Schule, Büro und Zwischendurch

Getrocknete Teige und Früchte halten sich monatelang in einfachen Plastikbehältern, wenn sie trocken gelagert sind. Sie können deshalb Ihren Ofen ganz ausnutzen und auf Vorrat Teigtaschen, Fladenbrote und getrocknete Früchte herstellen. Bei eingeweichten Früchten verwenden Sie stets auch das Einweichwasser, außer es ist im Rezept ausdrücklich anders angegeben.

Extratip

Am besten geeignet zum Trocknen ist ein Dörrofen, den Sie auf 48 °C einstellen. Zum Ausprobieren genügt aber ein normaler, auf niedrigste Stufe (45 bis 48 °C) geschalteter Ofen. Im Sommer können Sie die Teigplätzchen auch tagsüber in der Sonne trocknen lassen.

Knuspertaler

Zutaten für 8 bis 10 Personen:

800 bis 1000 g verschiedene
gekeimte Körner (Gerste, Hafer,
Hirse, Reis, Roggen, Weizen) ●
800 bis 1000 ml Rejuvelac ●
nach Geschmack 4 bis 5 Bananen in Scheiben

● Die Getreidemischung mit dem Rejuvelac im Mixer zu einer weichen Masse rühren. Wollen Sie den Teig cremiger, dann geben Sie das Getreide zunächst durch die Getreidemühle und mischen es dann im Mixer mit Rejuvelac. Während des Mixens die Bananen beigeben.
● Streichen Sie die Masse auf ein mit Backpapier ausgelegtes Backblech: Zum Knabbern formen Sie löffelweise kleine, dünne Taler; für Sandwiches stellen Sie größere Taler her.
● Trocknen Sie das Gebäck 24 Stunden lang bei 48 °C. Nutzen Sie sämtlichen Platz im Ofen aus.
● Bewahren Sie das Gebäck in gut verschließbaren Dosen auf. Knuspertaler bleiben für mehrere Monate frisch.
Für süße Knuspertaler können Sie statt der Bananen auch eingeweichte Trockenfrüchte und Zimt zugeben. Karotten geben ebenfalls einen feinen Geschmack. Wollen Sie es lieber würziger, nehmen Sie Algen, Koriandergrün, Pfeffer, Paprika, Ingwer, Knoblauch, Zwiebeln …
Haben Sie Algen untergemischt, bewahren Sie die Knuspertaler im Kühlschrank auf; sie sind dann nur einige Wochen haltbar.

Living-Food Sandwiches
Zutaten für 1 Person:

4 größere, würzige Knuspertaler
• 2 EL Avocadocreme • 1 EL
Nußkäse • 4 EL verschiedene
Sprossen, gewürfeltes Gemüse,
Algen, Salat

Bestreichen Sie die Knuspertaler nach dem Trocknen dünn mit Avocadocreme, darüber den Nußkäse. Mit den anderen Zutaten belegen und zusammenklappen.

Fruchtschnitten
● Exotischer Pausensnack
● Für Gäste
500 g verschiedene Früchte
(Ananas, Äpfel, Bananen,
Kiwi, Mango, Papaya)

Die Früchte in hauchdünne Scheiben schneiden, auf einem mit Backpapier ausgelegten Backblech ausbreiten, für 12 bis 24 Stunden bei 48 °C trocknen lassen.

Vital-Nuggets
Zutaten für 4 Personen:

250 g Sonnenblumenkerne (24
Stunden eingeweicht) • 50 bis
100 ml Rejuvelac • 2 bis 4 Ba-
nanen in Stücken

Die Sonnenblumenkerne mit Rejuvelac im Mixer zu einer festen Masse pürieren. Zum Süßen die Bananen unterrühren. Machen Sie die Masse etwas süßer als gewohnt, denn beim Trocknen verliert sie an Süße. Mit einem Eßlöffel geben Sie die Masse in kleinen Häufchen auf ein mit Backpapier belegtes Blech. Nicht zu dick, damit die Vital-Nuggets nicht zu lange zum Trocknen brauchen (maximal 36 Stunden bei 48 °C).

Aprikosenplätzchen
Zutaten für 4 bis 6 Personen:

500 g getrocknete Aprikosen •
500 g Bananen • 1 Spritzer Re-
juvelac • einige Korinthen oder
Nüsse

Aprikosen über Nacht einweichen. Mit Bananen und einem Spritzer Rejuvelac am nächsten Tag im Mixer cremig rühren. Sie können aus den Zutaten auch eine festere Masse herstellen und kleine Bällchen formen oder – damit sie schneller trocknen – flache Plätzchen. (Das Einweichwasser verwenden Sie zum Süßen anderer Speisen.) Mit Korinthen oder kleinen

Nüssen verzieren und auf ein gefettetes Backblech setzen. Bei 48 °C etwa 14 bis 24 Stunden trocknen.

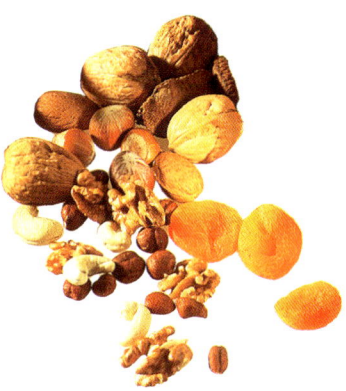

Suppen

Vor allem Ann's Energy-Suppe ist für alle diejenigen ein tägliches Muß, die ihre Abwehrkräfte stärken und die Entgiftung ihres Körpers wirkungsvoll unterstützen wollen. Energy-Suppe kann von Tag zu Tag einen anderen Geschmack haben. Die Hauptzutat sollte jedoch grünes Gemüse wie Spinat, Mangold, Brokkoli und Salat, etwa Löwenzahn, Brennessel, Endivien sein. Weitere wichtige Grundzutaten sind Algen, Rejuvelac, Sprossen (Mungbohnen, Linsen, Kichererbsen, Alfalfa ...), geschälte Äpfel. Eine Avocado gibt der Suppe ihre cremige und sämige Beschaffenheit.

Die Zubereitung der Suppen

Die angegebenen Zutaten reichen jeweils für 2 bis 4 Personen als Vorspeise, für 2 Personen als Hauptgericht.

Bei allen Suppen werden zuerst die Algen mit den kleingeschnittenen, harten Gemüsen und Rejuvelac im Mixer püriert. Geben Sie zunächst immer soviel Rejuvelac zu, daß das harte Gemüse gerade bedeckt ist. Dann folgen die Blattgemüse und Salate, zuletzt die kleingeschnittene Avocado.

Suppen generell nicht kochen. Sie können sie aber im Wasserbad bis maximal Körpertemperatur erwärmen. Sie bekommen trotz Kohlgemüse keine Blähungen oder Bauchweh, weil die Enzyme des Rejuvelacs die Nahrungsmittel schon vorher aufspalten. Die fertige Suppe können Sie mit einem Klecks Nußkäse oder würzigem Nußjoghurt (Seite 75 und 76) verzieren und verfeinern.

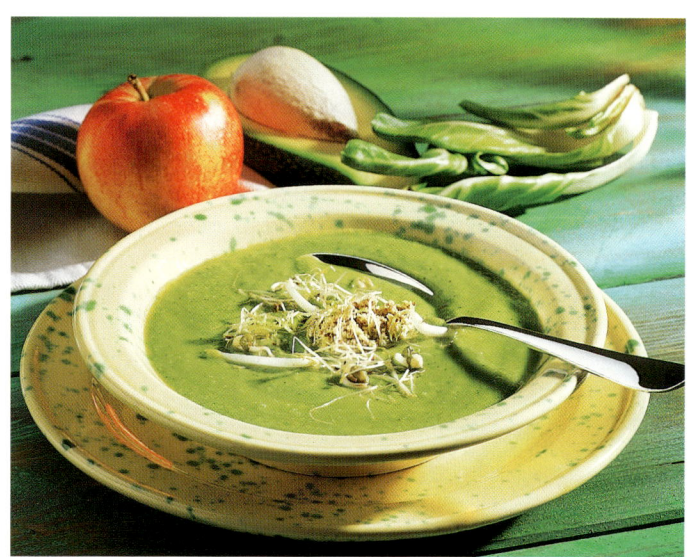

Ann's Energy-Suppe
Zutaten für 1 Person:

1 geschälter Apfel • 200 ml Rejuvelac • 1/2 TL Algen (zum Beispiel die Rotalge Dulse oder die Braunalge Kelp) • 150 g verschiedene gemischte Sprossen nach Geschmack • 250 g grüne Gemüse und Salate • 1/2 Avocado

Selleriesuppe
2 mittelgroße Äpfel • 1 kleiner Bund Bleichsellerie mit Selleriegrün • 200 g Sprossen • 1 kleine Zucchini • 1 kleine Tomate • 30 bis 150 ml Rejuvelac • 1 Avocado • Dulse, Koriandergrün

Kürbissuppe
4 mittelgroße Tomaten • 2 mittelgroße Zucchini • 200 g Kürbis • 30 bis 150 ml Rejuvelac 1 Handvoll Algen • 100 g Mandeljoghurt (Seite 76)

Gazpacho
2 mittelgroße Tomaten • 200 g Alfalfasprossen • 30 bis 150 ml Rejuvelac • Saft 1/2 Zitrone • 1 Selleriestange • 1 Bund Basilikum • 1 Bund Oregano • Dulse nach Geschmack

Zubereitung siehe Kasten, aber die Zutaten nur kurz verrühren, damit das Gemüse in Stücken bleibt.
Dazu würzige Knuspertaler.

Tips für Suppenreste

Bleibt von Ihrer Suppe etwas übrig, können Sie die Reste dünn auf ein mit Backpapier ausgelegtes Blech streichen und bei 48 °C im Ofen oder Dörrofen 12 bis 24 Stunden trocknen. Diese getrockneten Fladen können Sie in Dosen viele Tage lang aufbewahren und als Pausensnack verwenden. Für eine Beilage am Mittag oder Abend schneiden Sie Dreiecke oder Vierecke aus, belegen Sie kurz vor dem Servieren (sonst weichen sie zu sehr auf) mit verschiedenen Sprossen, Cremes oder Dressings und klappen die Teigtaschen zusammen. Mögen Sie es gern süßer, dann mischen Sie vorm Trocknen noch eine Banane unter. Wollen Sie würzigeren Teig, mengen Sie Kräuter oder scharfe Gewürze unter.

Soßen für Salate und zum Dippen

Fast jedes Gemüse kann durch Verrühren in eine Soße verwandelt werden. Mischen Sie, worauf Sie gerade Lust haben. Wenn Sie Avocado zum Binden nehmen, sollten Sie auf Nüsse in der Soße verzichten.

Die Zubereitung der Soßen

Zunächst die harten Gemüse oder Nüsse mit Algen und Rejuvelac im Mixer pürieren. Weiche Gemüse zugeben und daruntermixen. Über den Salat geben. Die Soßen bleiben mit Folie abgedeckt mehrere Tage im Kühlschrank frisch.

Soßen-Grundrezept
Zutaten für 4 bis 6 Personen:

*200 g Gemüse (Tomaten, Gurken, Zucchini, Kürbis …) •
1 Handvoll Algen • 1 Avocado
• 200 ml Rejuvelac*

Feine Tomatensoße
● Paßt zu allen Salaten
Zutaten für 2 bis 4 Personen:

2 reife, große entkernte Tomaten • 1 Stange Sellerie mit Selleriegrün • 30 bis 100 ml Rejuvelac • 1 TL Dulse • 1/2 Avocado • Petersilie, Oregano • eventuell etwas gehackten Knoblauch

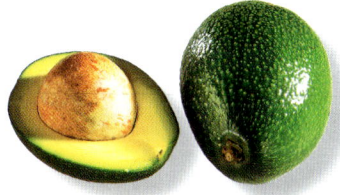

Guacamole (würzig-scharf)
● Paßt zu Sprossensalaten
● Dip für Brote, Snacks, rohes Gemüse
Zutaten für 4 Personen:

*1 mittlere entkernte Tomate •
1/2 kleine Zucchini • 1/2 kleine rote Paprika • 2 TL Dulse •
2 Avocados • 1 TL Basilikum,
1 TL Paprika*

Schmeckt köstlich zu Kichererbsenbrot, Knuspertalern und mit italienischem Brot (Seite 82 und 76).

Pinienkerndressing
● Für grüne Salate
Zutaten für 4 Personen:

*120 g Pinienkerne (24 Stunden eingeweicht) • 50 ml Rejuvelac
• 1/2 bis 1 TL Dulse • Basilikum*

Alles miteinander mixen und 3 Stunden lang bei Raumtemperatur fermentieren lassen.

Mandel-Gurken-Dill-Soße
Zutaten für 4 Personen:

200 g Mandeln (48 Stunden eingeweicht) • 30 bis 100 ml Rejuvelac • 1 Gurke • Dill

Die Zubereitung der Salate

Die angegebenen Zutaten reichen jeweils für 2 bis 4 Personen als Vorspeise, für 2 Personen als Hauptgericht. Je nach Hunger bereiten Sie mehr oder weniger zu. Die grünen Salate verlesen, waschen und in mundgerechte Stücke zupfen. Gewürze wie Algen oder Zwiebeln in eine Salatsoße (Seite 79) rühren, über die Zutaten geben und vermischen. Achten Sie auf die farbliche Zusammenstellung: zu grünen Salaten eine helle Nußsoße und Gemüsekraut. Auch zarte Weizengrasspitzen (4 bis 5 Tage alt) oder Küchlein aus Basilikum-Nußkäse können Sie hin und wieder unter Ihren Salat mischen.

Salate

Es gibt eine Fülle an Salatmöglichkeiten. Nehmen Sie die Vielfalt, die die Saison Ihnen bietet, und probieren Sie sämtliche Kombinationen aus, die Ihnen einfallen.

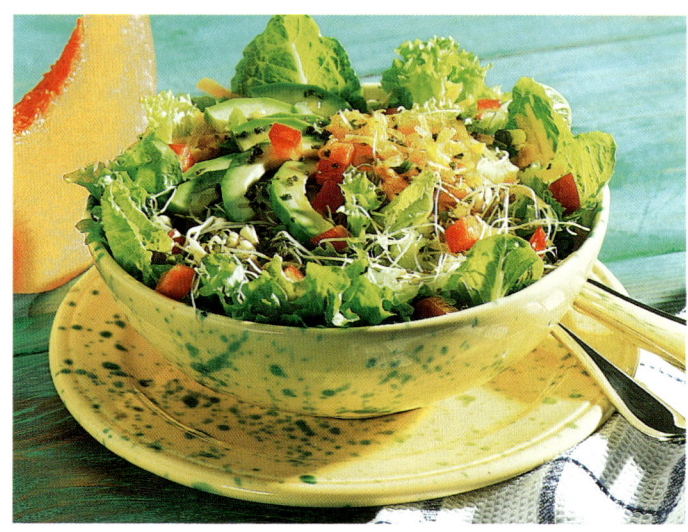

Bunter Salat

150 g Alfalfasprossen • 150 g Sonnenblumen-Salatgrün (nach 8 bis 10 Tagen geerntet), Hüllen entfernt • 150 g Mungbohnensprossen • 200 g grünen Salat (Löwenzahn, Spinat, Mangold, 1 mittelgroßer Kopfsalat ...) • 1/4 kleiner Kürbis, geschält, geraspelt • 1 Avocado, in Scheiben geschnitten • 1/2 Gurke, geraffelt • 1 rote Paprika, gewürfelt • 1 TL Algen (zum Beispiel Kelp) • Salatsoße nach Geschmack

Marktsalat

150 g Weizensprossen • 150 g Buchweizensprossen • 100 g Spinat • 100 g Feldsalat • 1 kleiner Kopfsalat • 50 g Was-serkresse • 1 TL Dulse • 1 EL Schnittlauch, gehackt • Salatsoße nach Geschmack

Scharfer Salat

150 g Bockshornkleesprossen • 150 g Kichererbsensprossen • 150 g Azukibohnensprossen • 1 rote Paprika, gewürfelt • 2 Schalotten, kleingewürfelt • 100 g Radieschensprossen • etwas Knoblauch, Dulse • Salatsoße nach Geschmack

Gemüsekraut – fermentiert

Sauerkraut und Rotkraut ist Ihnen gut bekannt. Sie können es nach dem folgenden Rezept selbst herstellen. Eine leckere Variante: Geben Sie dem Sauerkraut ein kräftiges »Färbemittel« bei, das auch den Geschmack verändert, zum Beispiel Rote Bete (herb) oder Karotten (mild, süß). Die Mischung bei vergorenem Kraut sollte immer 80 Prozent Kohl und 20 Prozent andere Gemüse sein. Sehr wäßrige Gemüse wie Tomaten oder Gurke eignen sich nicht als Zugabe! Das Kraut schmeckt für sich ausgezeichnet. Es gibt der Energy-Suppe und Salaten einen anderen Geschmack und ist ein hübscher Farbtupfer.

Das brauchen Sie

● Einen Steinguttopf oder einen Eimer aus Edelstahl.

● Ein Messer, einen Hobel oder eine Maschine zum Schneiden.
● 2 Köpfe Weißkraut oder Rotkohl – oder die Menge, die Sie verarbeiten möchten. Dazu zum Beispiel Blumenkohl, Karotten, Rote Bete, Kelp, Dulse.

So wird's gemacht

● Das Gemüse waschen, putzen. Vom Kohl 4 bis 5 äußere Blätter aufheben.
● Das restliche Gemüse so klein raspeln oder schneiden, daß der Saft fließt.
● Masse in den Steinguttopf oder Eimer einschichten und pressen. Mit den Blättern abdecken. Einen umgedrehten Teller darüberstülpen.

● Stellen Sie den Topf in eine dunkle Ecke bei Zimmertemperatur. Beschweren Sie nun das Ganze (eine mit Wasser gefüllte Schüssel hat sich bewährt). Mit einem Tuch oder Gaze abdecken.
● Wenn Sie eine Maschine benutzt haben, ist das Gemüsekraut in 3 Tagen fermentiert, bei einem Hobel dauert es etwa 7 Tage lang.
● Entfernen Sie Tuch, Gewicht, den Teller und die äußeren Blätter. Am Rand wird sich Saft gesammelt haben. Den mischen Sie wieder unter.
Das Kraut hält sich im Kühlschrank bis zu zwei Wochen.

Fladenbrote

Diese knusprigen Fladen sind eine köstliche Beilage. Bei angeschlagener Gesundheit greifen Sie lieber zu Knuspertalern (Seite 76), denn Fladenbrote sind schwer verdaulich.

Grundrezept
600 bis 800 g 2 Tage alte Weizen- oder Reissprossen • bis zu 800 ml Rejuvelac • 1/2 TL Algen • Nach Belieben: Koriandergrün, Kräuter der Saison, Knoblauch

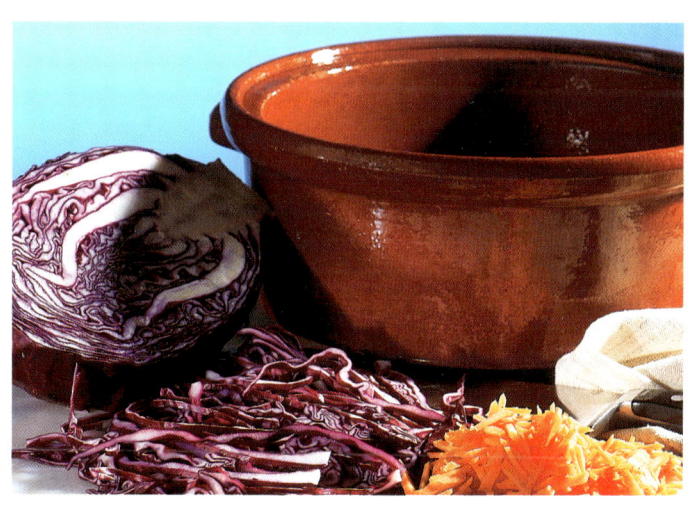

Die Zubereitung der Fladenbrote

Die Sprossen im Mixer oder in einer Getreidemühle kleinschroten. Den Rejuvelac und die Gewürze mit der Hand unterkneten. (Menge des Rejuvelac nach Bedarf, er macht den Teig lockerer und sämiger, aber auch flüssiger.) Die Masse auf ein leicht geöltes Blech 1/2 bis 1 cm dick streichen. Vor dem Trocknen in 5 x 5 cm große Stücke schneiden. Bei 48°C 14 bis 16 Stunden trocknen.

Kichererbsenbrot

400 g Kichererbsensprossen •
400 g Weizensprossen • bis zu
800 ml Rejuvelac • 1/2 TL
Kreuzkümmel (Cumin) •
1 Knoblauchzehe, gepreßt

Pane Italiano

600 bis 800 g Weizensprossen
• bis zu 800 ml Rejuvelac •
1/2 Tomate, kleingeschnitten •
8 schwarze Oliven, kleinge-
schnitten • 1/2 rote Paprika,
gewürfelt • 1 Knoblauchzehe,
gepreßt • Basilikum, Oregano,
Rosmarin, Thymian je nach
Geschmack

Desserts

Fruchtsalat mit Kokos-Mandelmus-Soße

Zutaten für 4 Personen:

600 g Früchte der Saison •
120 g eingeweichte (48 Stun-
den) und geschälte Mandeln •
40 ml Kokosnußmilch (frisch
oder aus der Dose) • 30 ml Re-
juvelac

Die Früchte kleinschneiden. Die anderen Zutaten im Mixer pürieren und über die Früchte geben.

Fruchtpralinen

Zutaten für 4 Personen:

500 g getrocknete oder frische
Pflaumen, Datteln, Feigen •
10 TL Carobpulver (Bioladen,
Reformhaus)

Für Pralinen Trockenfrüchte nicht einweichen! Carobpulver mit 5 bis 10 TL Wasser anrühren. Früchte in die Carobmasse tauchen, auf einem Pergamentpapier trocknen lassen. Sie können auch zwischen zwei Früchte Carobmasse streichen und sie zusammendrücken.

Fruchtbällchen

Zutaten für 4 Personen:

200 g getrocknete Pflaumen •
200 g getrocknete Birnen •
200 g Walnüsse • 1/2 TL Va-
nilleschotenextrakt • 100 g ge-
raspelte Kokosnüsse

Getrocknete Pflaumen und Birnen in wenig Wasser über Nacht einweichen. Am nächsten Tag entsteinte Pflaumen, Birnen und Walnüsse im Mixer zerkleinern. Nur soviel Einweichwasser zugeben, daß feste Bällchen geformt werden können. Die Mixtur in eine Schüssel geben und den Vanilleextrakt mit den Händen unterkneten. Bällchen formen und in den Kokosraspeln wenden. Das Dessert kurz kühlstellen oder gleich servieren. Reste halten sich 2 Tage im Kühlschrank.

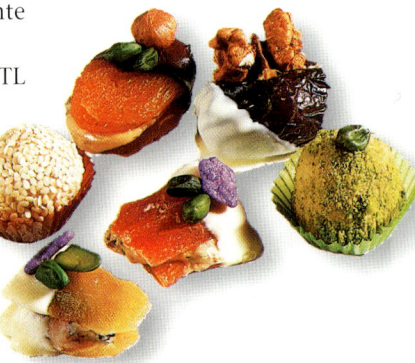

Fit durch Entspannung und Bewegung

Ein schön geformter und durchtrainierter Körper ist der Wunsch vieler. Denn nur in einem gesundem Körper wohnt ein wacher Geist. Das wußten schon die Griechen. Trotz guter Vorsätze ist uns abends aber leider meist der Fernsehsessel näher als das nächste Fitneß-Center. Und doch sollten wir uns um die mehr als 500 Skelettmuskeln in unserem Körper kümmern. Denn Muskelbewegungen regen unser Lymphsystem an, der Körper wird entgiftet und revitalisiert. Gleichzeitig entstehen neue Muskelzellen oder der Durchmesser der vorhandenen nimmt zu. Durch Bewegung lösen sich auch Verkrampfungen, die häufig durch Streß entstehen. Nebenbei: Trainierte Muskeln lassen Rückenschmerzen oft spurlos verschwinden.

Beweglich mit dem Trampolin

Es gibt eine einfache Methode mit der Sie Ihre »Couchpotato«-Mentalität ohne viel Mühe überwinden können: das Mini-Trampolin (gibt es in Kaufhäusern und Sportgeschäften). Damit trainieren Sie ohne Aufwand, denn der Körper schwingt nur sanft hin und her (Seite 88). Auch völlig Ungeübte sehen nach kurzer Zeit erkennbare körperliche Verbesserungen. Ältere und ängstliche Menschen und sogar solche mit einem körperlichen Handicap erhalten einen großen Teil ihrer ursprünglichen Beweglichkeit zurück.

Deshalb hat das Mini-Trampolin in der Krankengymnastik zu recht seinen festen Platz. Und auch bei der NASA ist dieses Gerät hochgeschätzt: Nach zwei Wochen im Weltall verlieren Astronauten durchschnittlich 20 Prozent ihrer Knochenmasse. Mit Hilfe des Mini-Trampolins werden Knochenmasse und Muskeln wieder aufgebaut. Auch Frauen in den Wechseljahren, die Angst vor Osteoporose haben, können damit einem Knochenschwund sanft entgegenwirken.

Streß abbauen

Hektisch, angespannt, unkonzentriert? Stop. Nur mit einer gewissen Gelassenheit können wir auch schwierige und anstrengende Hürden unseres Lebens erfolgreich nehmen. Wer ständig außer sich gerät, wird kurzatmig. Darunter leiden nicht nur die Muskeln – sie verkrampfen – sondern auch unsere inneren Organe und das Gehirn. Sie werden weniger durchblutet. Das wiederum verhindert, kreative Lösungen für ein anstehendes Problem zu finden.

Dies führt zur Anspannung, der Körper verkrampft noch mehr, bis sich schließlich Schmerzen einstellen. Durchbrechen Sie diesen Teufelskreis. Machen Sie es sich zu eigen, daß Sie in schwierigen Situationen zuerst auf den Atem achten. Versuchen Sie, gleichmäßiger Luft zu holen und den Atem bis tief in den Bauch fließen zu lassen. Eine entspannende Atemübung finden Sie auf Seite 85 beschrieben.

Yoga – zu Hause im Körper

Mit Yoga, der ältesten Lehre vom Leben, können Sie die Energien von Körper, Seele und Geist besser wahrnehmen und ins Gleichgewicht bringen.

Durch das Zusammenwirken von Körperbewegung, Atmung und Konzentration wird der ganze Mensch positiv beeinflußt. Zunächst sind es die Bewegungsabläufe des Yoga, die uns unseren Körper überhaupt erst bewußt werden lassen. Wir spüren, wo er weniger beweglich und dehnbar ist, kommen an unsere körperlichen Grenzen. Die Beweglichkeit durch regelmäßiges Üben zu verbessern, ist ein Sinn des Yoga. Dabei werden auch geistige und seelische Kräfte in uns wach. Sie freuen sich wieder an Ihrem Körper und seinen Fähigkeiten.

Mit der Zeit erkennen Sie die Zeichen Ihres Körpers, fühlen genauer, ob Sie wirklich fit sind oder eher überdreht, ob Sie tatsächlich müde oder nur gelangweilt sind. Sie können gelassener, selbstbewußter und auch gesünder werden, denn nun kennen Sie Ihre Kräfte und Grenzen. Langjähriges Yoga wirkt anregend und kräftigend auf sämtliche Organe und verbessert Ihre Körperhaltung. Aber haben Sie Geduld mit sich – der Erfolg stellt sich nicht sofort ein.

Yoga-Übungen

Beim Yoga kommt es nicht darauf an, eine Übung schnell zu machen, sondern langsam in sie hineinzugehen, zu verweilen und sie allmählich zu beenden. Der Körper reagiert auf die Dauer in einer Yoga-Haltung. Muten Sie sich nicht gleich zu viel zu – weniger ist meistens mehr! Sämtliche Yoga-Übungen wirken auf die inneren Organe, besonders auf die Verdauungsorgane.

Wollen Sie Yoga in seiner Vielfalt kennenlernen, besuchen Sie am besten einen Kurs, zum Beispiel in einer Volkshochschule. Dort werden die Stellungen von Fachleuten korrigiert. Falls Sie Probleme etwa mit dem Knie, der Hüfte oder der Wirbelsäule haben, fragen Sie vorher Ihren Arzt, ob diese Übungen für Sie gut sind.

Hinweise zum Üben

Diese Yoga-Übungen sind für alle geeignet, auch für völlig Ungeübte.

● Suchen Sie sich einen ruhigen, ungestörten Ort in Ihrer Wohnung. Behalten Sie den Platz bei. Er wird dann schon in Ihren Gedanken zu einem Ort der Entspannung und des Wohlfühlens. Denken Sie sich dahin, wenn Sie manchmal im Streß sind.

● Ziehen Sie sich bequeme, lockere Kleidung an. Bitte üben Sie immer barfuß, ohne Strümpfe oder Socken.

● Die Übungen sollten immer mit einem relativ leeren Magen durchgeführt werden. Am besten morgens oder abends bevor Sie essen, mindestens aber zwei Stunden nach einer Mahlzeit.

● Die Stehübungen machen Sie auf dem Fußboden (Teppich oder Parkett). Haben Sie einen sehr kalten Fußboden, legen Sie eine einmal gefaltete Decke unter Ihre nackten Füße. Für die Liegeübung nehmen Sie ebenfalls als Unterlage eine gefaltete Decke.

● Machen Sie die Übungen täglich. Am Abend sind die Glieder gelenkiger und Sie können sich genügend Zeit nehmen.

● Wenn eine Übung noch nicht wie abgebildet klappt, macht das gar nichts. Haben Sie Geduld mit sich und gehen Sie immer so weit, wie es Ihr Körper erlaubt. Yoga ist Bewegung und Dehnung und keine fixierte gymnastische Haltung. Sie werden sich wundern, wie sich Körper und Geist durch sanftes Stimulieren entspannen.

Die Atemübung

▶ Achten Sie bei der Übung darauf, immer durch die Nase ein- und ausatmen. Um das Fließen des Atems besser zu spüren, können Sie auch laut ausatmen.
● Legen Sie sich auf einer Decke bequem auf den Boden. Die Arme liegen locker mit etwas Abstand neben dem Körper, die Handflächen zeigen nach oben.
● Atmen Sie nun einmal kurz ein und wieder aus.
● Danach nehmen Sie einen langen, tiefen Atemzug. Während Sie einatmen, füllen Sie erst den unteren Bauch mit Luft. Er wölbt sich vor. Dann erst weiten sich die Flanken und zum Schluß füllen Sie den oberen Bereich der Lungen unter den Schlüsselbeinen.

● Gehen Sie in Gedanken mit dem Atem mit. Wenn Ihnen das schwerfällt, legen Sie Ihre flachen Hände auf den Bauch, bei einem späteren Atemzug auf die Flanken und zum Schluß unter das Schlüsselbein.
● Beim Ausatmen leeren sich zuerst die oberen Lungen, dann die Flanken und zuletzt der Bauchraum.
● Machen Sie zehn tiefe Atemzüge. Dann atmen Sie wieder normal. Wiederholen Sie die Übung.
● Eine Rolle oder ein zusammengerolltes Handtuch längs im Rücken hilft, sich besser zu konzentrieren. Die Rolle muß aber vom Steißbein bis zum Hinterkopf reichen und exakt unter der Wirbelsäule liegen.
● Machen Sie die Übung auf leeren Magen so oft Sie mögen.

Übungszyklus

Der gesamte Übungszyklus dauert etwa 20 Minuten.

Tadasana (Stehhaltung)

▶ Stellen Sie sich aufrecht hin. Die Beine geschlossen. Spreizen Sie die Zehen so weit wie möglich auseinan-

der, auch den kleinen Zeh. Stellen Sie sich vor, ein unsichtbarer Faden am Oberkopf ziehe Sie zur Decke. Die Arme hängen an der Seite, eine leichte Spannung geht bis in die Fingerspitzen. Jetzt »wächst« Ihr Körper, fest im Boden verankert, nach oben. Vermeiden Sie ein Hohlkreuz. Bleiben Sie drei Minuten so stehen und atmen Sie dabei ruhig.

Vrksasana

Das ist eine wunderbare Gleichgewichts-Übung. Sie kräftigt die Beinmuskeln und entspannt die Schultern. Falls Sie sich unsicher fühlen, machen Sie die Übung vor einer Wand, an der Sie sich notfalls mit den Händen abstützen können. Weil der Fuß an Stoff leicht abrutscht, tragen Sie am besten eine kurze Hose.
▶ Stehen Sie in Tadasana.
● Verlagern Sie Ihr Gewicht auf das linke Bein. Nehmen Sie nun den rechten Fuß und verankern Sie ihn innen am linken Oberschenkel. Fühlen Sie, wie der rechte kleine Zeh in den Oberschenkel drückt. Drehen Sie das rechte Knie weit nach außen. Es zeigt leicht nach unten.

● Legen Sie die Hände vor der Brust zusammen und führen Sie sie langsam über den Kopf nach oben. Fixieren Sie mit den Augen einen Punkt im Raum, dann können Sie Ihr Gleichgewicht besser halten. Bleiben Sie etwa 30 Sekunden in dieser Position. Wenn Sie etwas mehr Übung haben, können Sie gern fünf Minuten und länger darin verweilen.

● Kommen Sie zuerst mit den Armen zurück, stellen Sie dann den rechten Fuß wieder auf den Boden.

● Führen Sie die Übung auf dem rechten Fuß stehend aus. Machen Sie die Übung im Wechsel zweimal auf jeder Seite.

Trikonasana

Die beiden folgenden Übungen wirken auf die Gelenkigkeit der Hüfte, auf die Bein- und Armstärke. Sie dehnen die Muskeln und Bänder der Wirbelsäule, regen die Funktionen von Leber, Galle, Bauchspeicheldrüse, Milz und Darm an. Achten Sie darauf, daß der Atem fließt.

▶ In Tadasana stehen (Seite 85).

● Mit dem Einatmen etwa eine Beinlänge auseinander-

springen. Die Arme in Schulterhöhe seitlich ausstrecken, die Handflächen zeigen nach unten, die Spannung geht bis in die Fingerspitzen. Die Beine sind gestreckt, die Knie leicht nach oben gezogen. Dazu müssen Sie den Oberschenkel anspannen.

● Den linken Fuß 15 °, den rechten Fuß 90 ° nach rechts drehen. Die rechte Ferse bildet mit dem linken Fußbogen eine Linie. Drehen Sie auch das rechte Knie nach außen.

● Mit dem Ausatmen beugen Sie sich zur rechten Seite. Bewegen Sie die Hüfte beim Hinuntergehen nach links. Vielleicht kommen Sie mit dem rechten Arm bis zur Wade oder bis zum Knöchel.

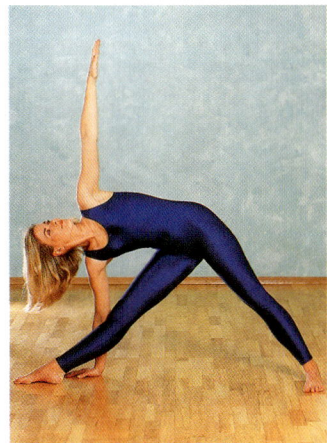

Wichtig ist nicht, wie tief Sie kommen, sondern, daß die Arme eine Gerade bilden. Wenn der Nacken nicht gestaucht wird, schauen Sie zu Ihrer oberen Hand, ansonsten lieber nach vorne. Bleiben Sie 20 bis 30 Sekunden in der Position.

● Kommen Sie mit dem Einatmen wieder zurück.

● Machen Sie die gleiche Übung auf der linken Seite. Am Ende mit dem Einatmen zurückkommen. Die Beine mit einem Sprung schließen, Arme nach unten.

Parsvakonasana

▶ In Tadasana stehen (Seite 85).

● Mit dem Einatmen auseinanderspringen. Die Arme in Schulterhöhe seitlich ausstrecken, die Handflächen zeigen nach unten. Die Spannung bis in die Fingerspitzen fühlen. Den linken Fuß 15 °, den rechten 90 ° nach rechts drehen. Darauf achten, daß beide Füße in einer Linie stehen.

● Mit dem Ausatmen das rechte Bein beugen. Der Unterschenkel sollte eine Senkrechte bilden. Zur rechten Seite neigen und den gebeugten rechten Arm mit

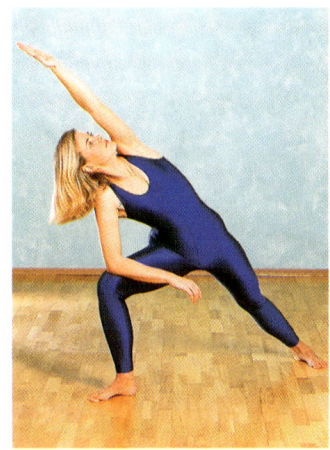

dem Ellenbogen auf das Knie stützen. Nicht das Knie nach innen drehen!

● Den linken Arm mit der Handfläche nach innen am linken Ohr vorbeiführen. Den Rumpf dehnen, Gewicht auf dem linken Bein lassen. Spüren Sie der Dehnung von dem linken Fußknöchel bis in die linke Fingerspitze nach. Bleiben Sie in der Haltung für 20 bis 30 Sekunden. Mit dem Einatmen hochkommen.

● Die Übung auf der anderen Seite machen. Ausatmen, Beine und Arme zusammenbringen.

Bharadvajasana

Diese einfache Dreh-Übung tut gepeinigten Rücken gut.

▶ Setzen Sie sich seitlich auf einen Stuhl, rechte Schulter zur Stuhllehne hin. Sitzen Sie auf dem ganzen Stuhl. Heben Sie den Rumpf, halten Sie die Knie und Füße geschlossen.

● Atmen Sie aus und drehen Sie sich zur Stuhllehne. Verändern Sie nicht die Position der Beine. Legen Sie die Hände auf die Stuhllehne. Ziehen Sie ein wenig mit der linken Hand, um Ihren Rumpf weiter nach rechts zu drehen. Drücken Sie mit der rechten Hand gegen die Stuhllehne, um die rechte Seite vom Stuhl fern zuhalten. Drehen Sie den Kopf und schauen Sie über die rechte Schulter. Bleiben Sie 20 bis 30 Sekunden in dieser Position. Langsam zurück-

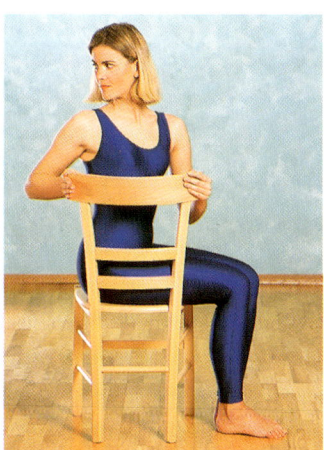

kommen und die Seite wechseln.

● Im Wechsel zweimal auf jeder Seite üben.

Nakrasana

Auch diese Übung tut gut bei einem verspannten Rücken und stärkt die Nerven.

▶ Legen Sie sich auf den Rücken und ziehen Sie die Beine an. Die Füße sind ganz nah am Gesäß aufgestellt. Strecken Sie die Arme in Schulterhöhe seitwärts aus, Handflächen nach oben.

● Lassen Sie beide Beine nach rechts sinken, während Sie den Kopf nach links drehen. Atmen Sie dabei aus. Bleiben Sie 20 bis 30 Sekunden in dieser Position.

● Mit dem Einatmen heben Sie die Beine und drehen sie auf die linke Seite. Der Kopf geht nach rechts.

● Wiederholen Sie die Übung im Wechsel auf beiden Seiten noch zweimal.

Als Abschluß: entspannen

▶ Legen Sie sich nach Abschluß der Yoga-Übungen auf den Boden oder eine Decke und machen Sie die Atemübung von Seite 85.

Das Trampolin

Das Trampolin können Sie überall aufstellen, auch in Räumen mit niedrigeren Decken und sogar in Ihrem Büro. Gleich nach dem Aufstehen wirkt das Trampolin am effektivsten. Schon sanftes Hin- und Herschwingen kurbelt den Kreislauf und das Lymphgefäß-System an. Sämtliche Organe werden intensiv durchblutet und mit Sauerstoff versorgt.

Das Lymphsystem ankurbeln

Außer den Blutbahnen durchzieht unseren Körper noch ein zweites Röhrensystem – die Lymphgefäße. Lymphe ist eine klare, wäßrige Flüssigkeit, die jede Zelle umspült. Sie versorgt Zellen und Gewebe mit Nährstoffen und transportiert Abfallprodukte ab. Die Lymphflüssigkeit verbindet die Lymphknoten untereinander und wird in der Milz gefiltert. Unterhalb des Schlüsselbeins hat das Lymphgefäß-System eine Verbindung zum Blutkreislauf.
Lymphe kann fremde Zellen und Krankheitserreger zerstören und eine Immunität gegen zukünftige Eindringlinge aufbauen. Damit dieses Abwehrsystem aber richtig arbeitet, muß der Saft, die Lymphflüssigkeit, richtig fließen können.
Wissenschaftler haben herausgefunden, daß das Üben auf dem Mini-Trampolin die wirksamste Methode ist, den Lymphkreislauf anzukurbeln. Mit geringem Muskeleinsatz erzielt es die größte Wirkung auf den gesamten Organismus.

Hinweise zum Üben

● Nehmen Sie sich am Tag drei- bis fünfmal Zeit, fünf Minuten lang zu üben. Feste Zeiten lassen die Übungen zur angenehmen Routine werden. Sie können sich zu Musik bewegen oder während der Fernsehnachrichten. Steigern Sie sich beim Üben langsam. Die Übungen sind so leicht, daß man sich rasch übernimmt.
● Viele Frauen verspüren nach kurzem Auf und Ab auf dem Trampolin Harndrang. Entleeren Sie die Blase und üben Sie weiter. Auch wenn Sie dann noch ein- oder zweimal die Toilette aufsuchen müssen, lassen Sie sich nicht entmutigen! Ihr Körper zeigt Ihnen, daß Ihre Schwachstelle die Blase ist. Innerhalb von einigen Wochen werden Sie merken, daß die Blasenprobleme schwächer werden oder ganz verschwinden.
● Steigen Sie immer auf die Mitte des Trampolins. Bitte nicht hineinspringen!
● Ungeübte und Unsichere sollten eine Wand in der Nähe haben, an der Sie sich zunächst festhalten können. Die Lehne eines festen Stuhls vor dem Trampolin kann ebenfalls als sichere Stütze dienen. Oder Sie üben mit einem Partner.

Swinger

▶ Steigen Sie auf das Trampolin. Nun verlagern Sie Ihr Gewicht vom rechten auf den linken Fuß, ohne die Ballen vom Trampolin zu lösen. Beginnen Sie langsam, werden Sie schneller und verlangsamen Sie wieder.

Aerobic-Übung

▶ Steigen Sie auf das Trampolin und gehen Sie auf der Stelle. Ziehen Sie dabei die Knie hoch. Laufen Sie im eigenen Rhythmus, mal langsamer, mal schneller.

Wedeln

▶ Steigen Sie auf das Trampolin. Halten Sie die Beine geschlossen. Beugen Sie die Knie – wie beim Skifahren – schwungvoll nach rechts und dann nach links.

Hula

▶ Stehen Sie auf dem Trampolin, die Füße fest auf dem Untergrund, und beginnen Sie, mit den Hüften zu kreisen. Erst nach rechts, dann nach links.

Tanzen

▶ Steigen Sie auf das Trampolin und schwingen Sie mit den Hüften. Bewegen Sie Arme und Beine nach der

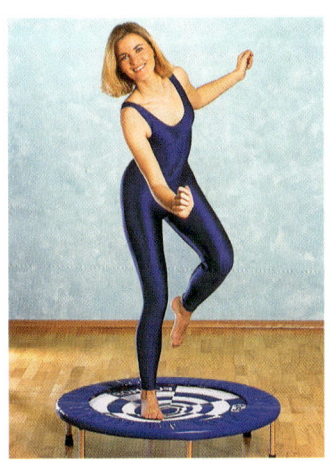

Musik oder wie es Ihnen gefällt.

Übungen mit einem Partner

Wenn Sie sich körperlich schwach fühlen oder unsicher, sind die folgenden Übungen ideal, um wieder zu Kräften zu kommen.

▶ Steigen Sie auf das Trampolin. Ihr Partner sitzt Ihnen zugewandt auf einem Stuhl vor Ihnen. Reichen Sie sich die Hände, so fühlen Sie sich sicher. Schwingen Sie auf dem Trampolin auf und ab. Dabei bleiben die Füße mit dem Trampolin in Kontakt.

▶ Sie steigen auf das Trampolin, Ihr Partner steht mit dem Rücken zu Ihnen davor. Halten Sie sich an seinen Schultern fest und schwingen Sie sich sicher auf und ab.

▶ Sie trauen sich nicht auf einem Trampolin zu stehen oder sind schwach? Macht nichts. Setzen Sie sich vorsichtig Rücken an Rücken mit Ihrem Partner darauf. Ihr Partner schwingt nun sanft hin und her. Und Sie schwingen automatisch mit.

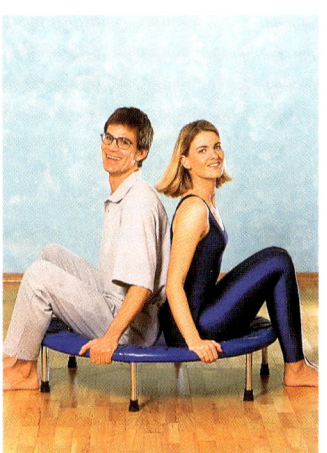

Nach der Übung soll zuerst der aufstehen, der Hilfe gebraucht hat.

▶ Sie fühlen sich zu krank und schwach, um überhaupt auf dem Trampolin zu sitzen? Auch in Ordnung. Setzen Sie sich vor das Trampolin auf einen Stuhl. Ihr Partner hebt Ihre Füße auf das Trampolin und steigt selbst hinauf. Nun reichen Sie sich die Hände. Ihr Partner wippt sanft auf dem Trampolin auf und ab, und Sie können diese Schwingungen über Ihre Füße spüren. Diese Übung kräftigt und ist auch für Rollstuhlfahrer gut geeignet!

Die Weizengras-Living-Foods-Woche

Der folgende Wochenplan führt Sie in die Praxis des täglichen Living-Foods-Lifestyles ein.

Achten Sie bei Ihrer Ernährungsumstellung darauf, daß Sie ausreichend essen. Sie nehmen sonst sehr schnell ab, was nicht für jeden wünschenswert ist. Wer abnehmen wollte, stellt sich am Ende der Woche auf die Waage: Sie werden 2 bis 7 Pfund weniger wiegen!

Die erwähnten Rezepte und Übungen (Seite 91) sind im Buch beschrieben.

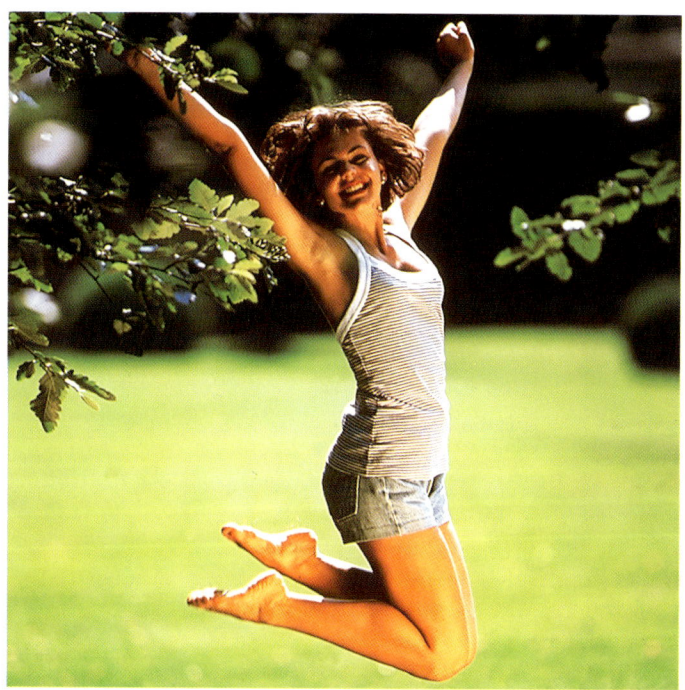

Die Vorbereitungen

Was während der Kur vorzubereiten ist, finden Sie in der Übersicht (Seite 92). Einiges müssen Sie allerdings schon tun, bevor es losgeht:
- 12 bis 14 Tage vorher Weizengras anbauen oder 1 Tag vorher Weizengras kaufen,
- für den Rejuvelac am vorherigen Mittwoch abend Weizensprossen wässern, am Freitag Fermentation starten,
- verschiedene Sprossen am Freitag oder Samstag anset-

zen (Sprossenkalender Seite 66), Mandeln am Samstagmittag wässern, Trockenobst am Sonntag einweichen. Insgesamt brauchen Sie dafür 8 bis 10 Gläser.

Die 7-Tage-Kur

Nicht nur der Körper, auch die Sinne wollen verwöhnt werden. So etwas geht am

besten, wenn Sie sich eine Woche frei nehmen können. Vereinbaren Sie Termine für entspannende Stunden wie Fußreflexzonen-Massage, Ayurveda-Massage, Shiatsu, Lomi-Lomi (eine hawaiische Massage), Gesichts- und Fußpflege, Farb- und Stilberatung. Vielleicht finden Sie ja auch jemanden, der mit Ihnen kurt.

Die Weizengras-Living-Foods-Woche

Die Mahlzeiten und Übungen

	Montag	Dienstag	Mitt-woch	Don-nerstag	Freitag	Samstag	Sonntag
morgens	Yoga- und Atemübungen (20 bis 30 Minuten), Weizengrassaft trinken						
Früh-stück	Müsli	Früchte-teller	Melonen	Gemüse-saft	Müsli	Sand-wiches	Müsli
vor-mittags	Rejuvelac trinken, 2mal Trampolin springen						
Mittag-essen	Energy-Suppe Salate Dessert	Energy-Suppe Salat mit reichlich Nußkäse oder Nußdres-sing Dessert	Gazpa-cho-Suppe Salat mit Nußdres-sing Dessert	Sellerie-suppe Vital-Nuggets Salate Dessert	Energy-Suppe Salate mit Mandel-joghurt-dressing	Guaca-mole mit Chips Kicher-erbsen-fladen mit Gemüse-kraut Dessert	Energy-Suppe-Salate mit Ka-rotten-Avocado-Dressing Dessert
nach-mittags	Rejuvelac trinken, bei Hunger: Obst oder Trockenobst 2mal Trampolin springen						
abends	Atemübungen						
Abend-essen	Salate Dessert	Salate-Mix Sandwi-ches mit Avoca-docreme, Buchwei-zen, Algen	Tomaten-Basiliko-Salat mit Buchwei-zen und Nuß-dressing	Bohnen-püree (Sprossen mit Reju-velac püriert) Salat mit mildem Dressing	gefüllte Sand-wiches (mexika-nisch) kleiner Salat	großer Salat-teller mit Nußkäse	scharfer Salat mit Gemüse-kraut und würzigen Knusper-talern

Die Weizengras-Living-Foods-Woche

Was Sie einkaufen oder vorbereiten müssen

	vormittags	mittags	abends
Mo	Körner (auch für neuen Rejuvelac), Mandeln, Sonnenblumenkerne, Bohnen, Mais wässern, Gekeimtes kurz durchspülen, abtropfen lassen; Kraut, Gemüse, Salat, Algen einkaufen	reichlichen Rest der Energy-Suppe als Fladen trocknen; Gemüsekraut ansetzen; 1. Rejuvelac (vom Freitag) fertig	Körnerwasser abgießen, Körner kurz durchwaschen, Gläser zum Abtropfen auf Ablage geben
Di	Inhalt der Gläser waschen, abtropfen lassen; Nußjoghurt und Nußkäse aus Sonnenblumen herstellen; Salat, grüne Gemüse und andere Gewürze einkaufen	Vital-Nuggets zubereiten	2. Rejuvelac fertig; Körner waschen und abtropfen
Mi	Körner, Samen, Bohnen, Erbsen waschen, für Salatgrün gekeimte Bohnen anpflanzen; Nußjoghurt aus Mandeln herstellen; neue Rejuvelac-Fermentation beginnt	3. Rejuvelac ist fertig; Maisfladen und Chips herstellen	gekeimte Körner in Dosen geben, (Kühlschrank); frische Körner (auch für Nußkäse) wässern; übrige Körner waschen, abtropfen
Do	Wasser abgießen, kurz durchspülen, Gläser auf Ablage geben; Kichererbsenfladen und eventuell Pane Italiano herstellen; Nußjoghurt und Nußkäse zubereiten	Gemüsekraut probieren	Körner waschen, abtropfen lassen
Fr	Körner waschen, abtropfen lassen; Mandeljoghurt herstellen; 1. Rejuvelac vom Mittwoch fertig; frische Weizenkörner wässern; Knuspertaler herstellen	Bohnen- und Linsensprossen jetzt ebenfalls kühl aufbewahren	Körner waschen, abtropfen lassen; Knuspertaler herstellen
Sa	Körner spülen, abtropfen lassen; 2. Rejuvelac fertig; frisches Gemüsekraut ansetzen		gekeimte Körner in Dosen füllen (Kühlschrank); neue Körner und Nüsse ansetzen
So	Körner spülen, abtropfen lassen; Salatgrün ernten; 3. Rejuvelac fertig; neue Fermentation Rejuvelac beginnt		Körner waschen, abtropfen lassen

Ein Wort zum Schluß

Schade, daß nicht mehr in dieses Buch paßt. Ich hätte so gern noch von meinen vielen Eindrücken aus dem Ann Wigmore Institut und von meiner Kur mit Weizengrassaft berichtet. Vielleicht hat Ihnen der erste Schluck Weizengrassaft ja auch nicht recht geschmeckt, jedenfalls fiel es mir zu Anfang ziemlich schwer, mich auf die ungewohnte Kost einzustellen. Mit der Zeit aber spürte ich, daß diese Art der Ernährung und die regelmäßigen Übungen meinem Körper guttaten.

Zu erzählen ließe sich auch vom Meer, das sich türkisgrün, manchmal kräftig blau bei strahlendem Sonnenschein kräuselte oder an stürmischen Tagen ölig schwer in mächtigen Brechern gegen die Küste schlug. Und natürlich beeindruckte mich die üppige Vegetation. Banane, Kokosnuß, Acerolakirsche, Carambola, der Sternapfel, und Mango, die Königin der Früchte, wuchsen dort im Überfluß. Noch nie zuvor habe ich solche fruchtig-fleischigen und süßen Köstlichkeiten gegessen. Dadurch fiel es mir leichter, mich hier ganz auf den Living-Foods-Lifestyle einzulassen.

Und vor allem hätte ich gern noch von den Menschen gesprochen, die ich kennenlernen durfte. Zum Beispiel von Dalitza, einer Lehrerin. In ihrem Unterricht ging es unter anderem um die Lymphflüssigkeit, diesen stockenden Sirup, den wir mit dem Trampolin in Schwung bringen sollten. Mit sprühenden Augen und voller Vitalität erzählte sie von überliefertem Wissen und den Heilkünsten aus der Karibik, die sie auch anwandte. Doch ebenso gut war sie über die neuesten medizinischen Entwicklungen in den USA informiert. Oder Solveig, unser Sonnenschein aus Island. Leider wurde sie heftig von den Mücken geplagt. Dank Weizengrassaft juckten die Stiche nicht lang und entzündeten sich auch nicht, wenn ich sie sorgfältig mit getränkter Weizengrassaftpulpe abtupfte. Und schließlich Sarah aus Mayagüez. Sie schenkte jedem von uns einen Talisman zum Abschied, damit wir uns immer an ihre geliebte Insel Puerto Rico erinnern. Das werde ich ganz sicher tun.

Zum Nachschlagen

Bücher, die weiterhelfen

Einige Bücher von Ann Wigmore:
(zu bestellen über das Ann Wigmore Institut)
Scientific Appraisal: Living Food, 1994
Miracles of Wheatgrass, 1991
Recipes for Total Health and Youth, 1990
Wheatgrass Book, 1985
Be Your Own Doctor, 1982

Bücher aus dem Gräfe und Unzer Verlag:
Elmadfa, Fritzsche, Cremer, *Die große GU Vitamin und Mineralstoff Tabelle*
Handschmann, Johanna, *Trennkost vegetarisch*
Leitzmann, Weiger, Kurz, *Ernährung bei Krebs*
Sivananda Yoga Zentrum, *YOGA für alle Lebensstufen in Bildern*
Waesse, Henry, *Yoga für Anfänger*

Adressen, die weiterhelfen

Ann Wigmore Institute
P.O. Box 429
Rincón, Puerto Rico 00677
Living-Food Institut
Skeppsgarden
61592 Valdemarsvik
Schweden

Bezugsquellen für Geräte, Weizenkörner, Weizengras, Algen, Keimlinge:
Aktive Gesundheit,
Hans Ulrich Paret
Seelingstraße 32
14059 Berlin
(auch Dörrgeräte)
Keimling Naturkost GmbH
Bahnhofstraße 51 A
21614 Buxtehude
(unter anderem Champion und Green Power Entsafter)
RBV Getreidemühlenvertrieb
Waltraud Birkmann
Bokeler-Straße 5
33790 Halle
Ökonomia Versandhandel
Forstweg 1
29568 Wieren
Naturkontor
Dreimühlenstraße 7
80469 München

Linea Haushaltswaren-
Handelsgesellschaft GmbH
Venloerstraße 1503
50259 Pulheim
Pura vita Reiner Schmid
Leostraße 14
81375 München
(Geräte, Körner, Weizengras)
Vegi-Versand 2000
Diffenestraße 10 a–c
68169 Mannheim
(Algen)
Japanische Spezialitäten
Waldemar Krause GmbH
Dresdner Straße 26
10999 Berlin
Südosten imexpo
Ökogroßhandel
Schwanthalerstraße 54 HH
60596 Frankfurt
C.F. Grell Nachf. KG
Boschstraße 3
24568 Kaltenkirchen
(auch Dörrapparate, Getreidemühlen)
Biogarten Handels GmbH
Postfach 1012
40710 Hilden
(Algen dort über das Reformhaus bestellen)
Weiling
48653 Coesfeld
Tel.: 02541/74731
nennt Einzelhändler vor Ort

Sachregister

Rezeptregister

Impressum

© 1998 Gräfe und Unzer Verlag GmbH,
München
Alle Rechte vorbehalten. Nachdruck, auch aus-
zugsweise, sowie Verbreitung durch Film, Funk
und Fernsehen, durch fotomechanische Wieder-
gabe, Tonträger und Datenverarbeitungssysteme
jeder Art nur mit schriftlicher Genehmigung des
Verlages.

Redaktion: Doris Birk
Lektorat: Dr. Dörte Otten
Bildredaktion: Christine Majcen-Kohl

Fotos: Studio Schmitz; Styling: Jeanette Heerwa-
gen; weitere Fotos: Christian Dahl Seite 61, Mike
Masoni Seite 58, Mauritius Seite 11 (E. Geb-
hardt), 14, 15, 90 (Hubatka), Agentur Kornelia
Morgan Seite 60, Sigrid Reinichs Seite 41, Kai
Stiepel Seite 25, 26, Tony Stone Seite 43 (James
Darell), Teubner Seite 23, 31, 64, 66, 67

Layout und Umschlaggestaltung:
Heinz Kraxenberger
Produktion: Ina Hochbach
Satz: Easy Pic Library
Lithos: PHG, München
Druck: Appl, Wemding
Bindung: Sellier, Freising

ISBN: 3-7742-4072-8

Auflage 4.   3.   2.   1.
Jahr   2001 2000 1999 1998